皮肤美容护理质量管理

主 编 王聪敏 刘琳琳 申 琳

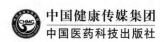
中国健康传媒集团
中国医药科技出版社

内容提要

本书是用于指导皮肤美容护理工作和质量控制管理的参考书。全书从皮肤美容护理人员的职业素养、形象塑造、设备操作规范、护理技术规范以及相关的质量控制等多个方面进行规范和要求，内容丰富全面，结构严谨，有很强的实用性，可操作性强。本书可供从事皮肤美容护理行业工作者参考使用。

图书在版编目（CIP）数据

皮肤美容护理质量管理 / 王聪敏，刘琳琳，申琳主编 . —北京 : 中国医药科技出版社，2020.11

ISBN 978-7-5214-2093-7

Ⅰ . ①皮… Ⅱ .①王… ②刘… ③申… Ⅲ .①皮肤—美容术 ②皮肤—护理 Ⅳ . ①R622 ②TS974.1

中国版本图书馆CIP数据核字（2020）第206188号

美术编辑 陈君杞

版式设计 友全图文

出版 **中国健康传媒集团** | 中国医药科技出版社

地址 北京市海淀区文慧园北路甲22号

邮编 100082

电话 发行：010-62227427 邮购：010-62236938

网址 www.cmstp.com

规格 787 × 1092 mm $\frac{1}{16}$

印张 13 $\frac{3}{4}$

字数 259千字

版次 2020年11月第1版

印次 2020年11月第1次印刷

印刷 三河市腾飞印务有限公司

经销 全国各地新华书店

书号 ISBN 978-7-5214-2093-7

定价 **49.00元**

获取新书信息、投稿、为图书纠错，请扫码联系我们。

编委会

前言

PREFACE

　　随着社会经济的飞速发展，人们生活水平的不断提高，人们爱美的需求日益增加，其已成为人们日常生活中最为关注的热点和焦点之一。近十多年以来，皮肤美容行业蓬勃发展，其学科的发展也非常迅速，除了皮肤美容医师之外，多种皮肤美容相关职业也涌现出来，如皮肤美容护士、皮肤美容咨询师等。各种皮肤美容的设备和技术更是琳琅满目，不仅解决了求美者多元化的求美需求，也对皮肤美容学科的发展起到非常重要的推动作用。皮肤美容现在已不仅仅是传统医师诊断与治疗的内容，治疗前、治疗中以及治疗后的咨询、护理、随访等在皮肤美容过程中也起着不可或缺的作用。

　　我们汇集了在皮肤美容诊治、皮肤美容护理以及从业普通护理多年的专家、教授及医护人员编纂这本书，旨在从皮肤美容护理人员的职业素养、形象塑造、设备操作规范、护理技术规范以及相关的质量控制等多个方面进行规范和要求。

　　本着客观、严谨、准确、通俗、先进的原则，编撰人员经过多次开会论证、探讨本书的写法、分工以及框架、范围等相关细节。全书力求深入浅出，以指导皮肤美容临床护理实际操作和质量控制为核心，以提高患者治疗效果为目的，是一本对皮肤美容工作者有益的参考书。

　　皮肤美容学科是一门新兴学科，很多方面还在探索中，各章节相关内容加入了许多编者经过实践得出的见解和经验，希望本书对皮肤美容护理质量管理能起到抛砖引玉的作用。

　　由于编者水平有限，编写时间匆忙，难免出现疏漏或不足之处，敬请广大读者和同行批评指正，以便再版时修正。

编者

2020 年 9 月

第一章　皮肤美容医学概论

第一节　医学美学的形成与发展

1.医学美学的产生是社会经济、政治发展到一定阶段的产物

社会经济的发展为医学美学的产生奠定了物质基础。物质生产活动是人类的基本实践活动，是社会赖以存在和发展的基础，也是科学技术产生、发展的源泉和动力。近年的统计资料表明，国内生产总值以年均9.8%的速度增长，是同期世界经济年增长率的3倍多，城乡居民收入进入快速增长期，老百姓的生活水平明显提高，人们的需求也随之广泛并出现新的特点，情感与审美需求地位的提升是主要特点之一。社会经济的发展，人们收入的提高，为审美需求的产生与满足奠定了物质基础并提供了可能性。

医学美学产生的社会政治条件：科学的产生和发展受社会政治制度的影响和制约。不同的社会制度下，科学技术的发展呈现出很大的差异。我国的改革开放以解放思想为开端，在经济体制改革的同时，民主、开放的政治制度得以确立并走向完善。人们的各种需求得以表现并得到认可，审美观念随之趋于正常化、科学化，这些变化首先始于发型、服饰等方面，然后逐渐渗透到容貌、形体等身体特征方面。

2.医学美学植根于医学实践的需求

20世纪80年代，现代医学模式认为健康"不只是没有疾病、身体不适或不衰弱"，而是指一个人生理、心理和社会上的完好状态。健康也不仅仅指人体的功能，还包括人体的各个部分、生理与心理、人与自然环境、人与社会环境等各个方面的和谐。医学的目的除了原有意义的预防、祛除疾病、强壮身体外，已延伸到健美身体，最终服务于人们健康美好的生活。医学美学同其他人文学科一样，得到认可与发展，其内涵不断丰富、外延不断拓展。

3.医学美学在医学实践中不断发展

自有文字记事以来，我国就有许多"美"的记载。商·纣王时期人们已经会配制"燕脂"。马缟《中华古今注》云："盖起自纣，以红兰花汁凝作胭脂。以燕地所生，顾曰燕脂，涂之作桃花状。"我国美容与中医药渊源很深，如湖南马王堆出土的我国现存最早的古医书《五十二病方》中就有关于中医美容药方的记载。据史料记载，人体美容手术最初起源于耳环、文身和人造瘢痕图案等形体装饰。唐代已有做人工酒窝的记载，唐诗中有"眉间翠细深""当面施圆靥"的佳句等，证明中国传统医学美学思想与美容医学技艺历史悠久，而其中的理论内涵和实践经验，饱含着丰富、朴素的医学美学思想，为现代医学美学与美容医学学科的形成和发展奠定了基础。当代医学美学与美容医学的创立是在1988~1990年。1988年6月出版的首部《医学美学》是我国医学美学形成的标志。当代美容医学的兴起和发展，既是我国传统美容医学精华的继承和发扬，又是当代医学美学理论研究成果和美容医学实践经验的总结，同时也是引入融合国外美容医学先进技术的产物。

（国　晶　王聪敏）

第二节　医学美学的对象、任务和作用

医学美学作为一门医学与美学交叉的新型医学人文学科，经过大批学者和专家的开创性研究，形成了较为完整的理论体系。医学美学的定义、对象、任务和作用也得到了较为科学的界定。

一、什么是医学美学

医学美学立足于现代医学模式，明确了自身的学科定义、学科对象、学科性质、学科任务和学科体系等基本理论。

2003年彭庆星教授在《为了缔造人的生命活力之美》一文中，给出了医学美学如下定义：若从学科对象角度来定义，它是在研究人的健康美的基础上，对医学领域中的一切美和审美及其规律的研究；若从学科宗旨及其创造性特征角度来定义，它是一门研究和实施医学领域中的美和审美的一般规律，以发现和创造医学美的学科，其学科宗旨是调整和增进人与人、人与自然的高度和统一，不断提高人的生存质量和生命活力美感；若从学科的医学应用性特征来定义，它是一门以医学和美学原理为指导，运用医学手段和美学方式的结合来研究、维护、修复和塑造人体美，以增进人的生命活力美感为目的的新兴学科。因此，医学美学既具有医学人文学科的性质，又具有医学技术学科的性质。

医学美学研究的基本对象是医学领域中一切美和审美及其规律，即医学美与医学审美及其规律。其中医学人体美是医学美的基础，人的生命活力美是医学美的核心。

二、医学美学的任务和作用

1.医学美学的任务

从医学美学学科的研究对象来看，它对医学审美观、医学审美关系、医学审美心理、医学审美思维、医学审美创造、医学审美评价、医学审美教育、医学人体美等都应进行较完整的论述与研究，从学科整体性来说，具有以下基本任务。

为维护和增进当代人类的健美素质，提供理论基础和指导医学美学顺应时代的要求，为了满足人类对自身美的追求，在健康的基础上，探讨两者之间的辩证关系，为维护和增进当代人类的健美素质提供科学、系统、坚实的理论基础和指导。

为医学审美提供科学的方法论指导。审美是指主体对客观事物的能动反应，是人们在社会实践中逐步形成和积累起来的审美情感、认识和能力的总和，它是人类区别于动物的重要特征之一。医学工作者只有牢固掌握美学和医学美学基本理论以及科学的医学审美方法，才能树立正确的审美观，形成科学的审美标准，培养对美和医学美的感知力、鉴赏力和创造力，塑造完美人格。只有这样才能有效地提高医务人员的审美素质，培养医务人员的高尚美德以及建立和谐的医患关系，显然医学美学可以为医学审美提供科学的方法论指导。

2.医学美学的作用

医学美学理论指导着我国美容医学整体学科的形成。美容医学的学科对象是医学人体美，其学科目标是为了帮助人们实现对美的追求，力求健与美的高度和谐统一，从而提高人的生命质量和生存质量。这一理论观点一经提出，就在国内取得了广泛的共识。由于这一理论的提出和引导，原来存在于医学领域中的一些母体学科（如整形外科、皮肤科、口腔医学、理疗技术、中医学等）中的有关对应分支（如美容外科、美容皮肤科、美容牙科、物理美容、中医美容等）就顺理成章地重新组合为一个新的整体学科——美容医学。美容医学整体学科的各分支，虽然都是来自个相应的母体学科，但是一经组合，学科效果已经不是1+1=2，而是"1+1＞2"了。例如美容医学中的美容外科，与原有整形外科中的美容外科相比较，在以下三个方面体现了明显的发展：其一，医学美学的理论指导作用从自发走向自觉，力求按照人体审美原则来实施各种美容手术；其二，我国医学美学理论研究以及美容心理学研究的最近结果得以应用，以使美容外科工作者开始在临床中，自觉地按照生物-心理-社会医学模式实施自身的医疗行为；其三，已将口腔颌面外科、皮肤外科中的一些能达到美容目的的各种手术，纳入医学美学中的美容外科范围之内，从而扩展了现代美容外科学概念的外延。

医学美学理论对美容医学中的各种技术的应用提供了理论指导。20世纪80年代，我国医学美学工作者联系医学实际，挖掘了这一古老的美学课题，科学地揭示了"医学人体美的奥妙"，提出"人体美是黄金分割律的天然集合"的原理，并广泛地运用到各种美容手术的设计和操作过程中，大大提高了手术的美容效果。例如各种创伤急诊的清创缝合，已注意到创口缝合的美学要求；过去一些不危及生命的病症不受到医学的重视，而近年来对一些损容性疾病的研究受到了关注等。

医学美学理论是美容医学学科建设与发展的理论基础。医学美学与美容学有着共同的学科目的——增进人的美感；有着共同的学科对象——医学人体美；有着共同的发展历史。20世纪80年代中期以来，两个学科得以同步发展。我国20多年的学科实践证明，医学美学理论是美容医学的学科建设与发展的基础，可以说没有医学美学就没有美容医学。美容医学学科的建设与发展的研究课题，也是医学美学应该研究的领域。

（国　晶　王聪敏）

第三节　皮肤美容医学的美学特点

美容医学作为一门以美为核心的新兴医学分支学科，其根本目的在于实现健与美的和谐统一。纵观美容医学的整合学科内容及专科的临床范围，美容医学的审美具有以下特点。

1.审美的科学性

美容医学是一门新兴医学交叉学科，它以人的形体美理论为指导，采取手术与非手术的医学手段，通过直接维护、修复和再塑人体美，以增强人的生命活力、美感和提高生活质量，其审美具有科学性。

（1）必须具备各门医学母体学科（如整形外科、皮肤学、口腔医学、理疗技术、中医学等）的基础理论、基本知识和基本技能。

（2）应具备母体学科的一般基础以及与之相关学科的知识和技能，如颅脑、五官、妇产、儿科、矫形、肿瘤等学科的基础理论与技术操作。

（3）应具备基础医学中的生物学、病原学、组织胚胎学、病理学、解剖学等基础理论。医学人体美是将人体美置于医学的大范畴中加以研究的一种特殊的人体美，是人体的正常结构、功能、心理和社会状态上的一切美的总和。

2.审美主体的互动性

美容医学的审美实施过程中，包括两个互相联系的审美主体，即美容医师和求美者，他们之间的审美影响着美容医学实践结果的最终审美评价和审美价值，因此两个审美主体在整个审美活动过程中始终处于一种互动的关系。这种互动性突出表现在两个环节：其一，美容手术方案设计的互动；其二，美容结果审美评价的互动。

3.审美的专业性

美容医学是运用医学技术或非技术手段维护、修复和再造人体美的应用学科，与一般审美活动相比，其审美活动有着很强的专业性特征。美容医学审美评价的依据是医学人体美标准，对美容过程、美容结果的审美评价是在专业技术评价的基础上进行的。

4.审美的创造性

古希腊医圣希波克拉底指出：在所有的艺术领域，医学是最杰出的；在所有的幸福之中，健康是最宝贵的。作为美容医学工作者，仅仅独善其身是不够的，还应追求医学与艺术的完美结合。面对着千差万别的个体，美容医学工作者要遵循科学与审美的规律，为每一位受术者周密设计，精心准备，潜心于医学审美创造，为更多患者的美学生活服务。

（国　晶　余明莲）

第四节　皮肤美容医学的审美意义和要求

一、美容医学实施的审美意义

（1）正确诊断在美容医学实施中的审美意义　由于美容医学是包容中西医学理论与实践，融合众多母体学科分支而重新组合的新学科，正确诊断自然包括中西医两大体系的方法与手段。

（2）精心治疗在美容医学实施中的审美意义　美容医学专科的临床治疗涉及手术与非手术两大类，都必须对患者精心治疗，美容医学工作者务必做到提高技术，精益求精；医疗常规，严格执行；计划治疗，科学实施。

（3）细心护理在美容医学实施中的审美意义　美容医学专科临床护理除具有临床护理的共性外，也有着自身的个性。随着现代医学模式的确立，护理模式由以疾病为中心转变为以患者为中心的整体护理。以人为本，身心并重，协调人际关系的新型整体护理模式更适合于身躯受损、心灵受创、社会适应不良等美容医学专科患者。

（4）良好的专科管理在美容医学实施中的审美意义　美容医学专科管理的重要性日益被人们所认识。在医学美容的发展过程中，曾出现泥沙俱下、鱼龙混杂等现象，使得美容医学的专科管理也出现过混乱情况，这种混乱不仅影响治疗效果，还会造成法律纠纷乃至影响学科发展。良好的美容医学专科管理是审美实施的基本保证。

美容医学专科与一般专科管理相比，既有共同点，也存在明显的区别。美容医学专科管理主要运用形象思维，通过形象对比、形象教育和情感体验，加深理解，提高认识，达到计划–组织–控制活动的有效实施。运用形象对比、形象教育和情感体验等形式促进岗位责任制的实现，达到高雅、诚信、优美、专业化专科管理的目的。

二、美容医学实施审美中的审美要求

1.观察美容求美者的心理变化

美容医学求美者有着复杂的心理变化过程，美容医学工作者必须时刻观察求美者的特殊心理变化。

（1）影响求美者心理的因素　一般来说，求美者的主要心理因素包括外貌畸形、年龄因素、性别因素、致畸因素（先天性患者对手术效果更易满意）等。

（2）手术心理变化　患者在接受治疗时，心理变化尤其是术后的心理变化也很明显。求美者在接受治疗后的前几天因不确定治疗效果及容貌恢复是否理想，常表现为急性情绪障碍。

（3）美容医学专科手术对象的选择　从专科的角度看，首先要考虑畸形的存在和解剖学矫正的可能性；从心理学角度看，则要考虑患者期待的现实性和经受不完美结果的可能性。

2.创造舒适的医学美学专科环境

美容医学专科除具有一般医疗环境的特点外，还必须体现出自身的特点，使优美、高雅、诚信与专业化的环境在审美实施中发挥得淋漓尽致。

（1）合理规划，整体和谐　目前美容医学专科规模大小不同，一般包括美容医学门诊、美容治疗室、美容外科手术室、美容医学病区等。在综合性医院中，专科的建筑一般纳入医院的整体规划之中，但应集中，突出特色，如标识醒目、宣传栏图文并茂等。同时应注重建筑的艺术美，使建筑符合比例、均衡、韵律、和谐等形式美的规律，通过造型、房屋组合装饰、空间安排，使人赏心悦目。

（2）布局合理，色彩合宜　美容室可适当装修，颜色以柔和、淡雅为主。病房则应整洁、舒适，光线适中，空气清新，禁止喧哗、吸烟。

（国　晶　杨蓉娅）

第二章　皮肤美容护理人员的职业素养和形象

职业形象的塑造是运用美学基本理论进行的重要社会实践活动，既有基于社会整体道德标准的共性，又具有明显的行业特性。职业形象塑造的成功与否，深刻影响着从业者的发展，对美容医务工作者来说尤为重要。

第一节　皮肤美容护理人员的内在美

医务工作者的职业道德即医德，是指医务工作者在医疗卫生工作实践中应该遵守的主要依靠社会舆论、传统习惯和内心信念来维持的行为规范的总和，也是社会道德在医学领域中的个体体现。美容医学行业作为一个新兴的医学领域，在发展过程中遇到很多挑战，美容医务工作者的道德修养直接关系到这一行业的健康发展。根据美容医学的特点，美容医务工作者还应该注意以下几个方面的问题。

1.有良好的服务意识

对待患者热情耐心，在诊疗过程中要关心、体贴患者的疾苦，尽力把患者的痛苦和后遗症减至最小程度。面对患者的正当愿望和要求，医务人员应给予充分的理解和尊重。对于患者过分或不当的要求，应耐心解释，妥善地加以劝阻。

2.有良好的诚信意识

美容医学是与人打交道的行业，特别是创伤性的诊疗过程，是建立在医患彼此信任的基础之上。医师失去诚信，就失去了患者群体。"大医至诚"就是说要正确认识和宣传自身医疗技术和能力，不以虚假宣传招揽患者，采用合法、安全的技术手段进行治疗，杜绝非法行医。

3.有强烈的社会责任感

当前，受到各种不良因素的影响，医学美容行业出现了一些不良风气，集中表现为：部分美容机构片面夸大患者的缺陷，误导患者进行不必要的美容整形治疗；对患者的美容要求不予以甄别，进行一些有违社会伦理的手术操作。针对这些情况，要特别强调，美容医务工作者应鼓励和引导患者正确的美容观，树立社会责任感，坚决抵制不良的社会风气。

（国　晶　梁微微）

第二节　皮肤美容护理人员的专业技能

1.全面、客观地掌握和判断患者信息

与其他医学专业相比，美容医学的专业目的具有极大的特殊性，它致力于采用医学手段满足患者合理的主观美容需求。这一目的由两个方面要素组成：第一，美容需求具有极大的主观性，预期的美容效果不能违背患者的个人意愿；第二，患者的美容需求必须合理，不能违背相关法律和社会伦理道德，不能超越现实的科学技术发展水平。由此可见，了解并评估患者的真实意愿是每一个医学美容诊疗过程顺利进行的必要前提。

2.娴熟、准确的临床操作能力

美容医务工作者应特别注重临床操作能力。目前大多数医疗整形技术都属于有创性操作，从生命医学伦理学角度来讲，应尽量减少对患者身心的创伤。美容就医者往往没有器质性疾病，因此医师在进行有创性美学创造过程中，要使创伤严格控制在一过性、局限性、心理及生理可承受性的范围之内。一过性指要使用非重复性创伤的技术；局限性指要将创伤限制在尽可能小的范围内；心理及生理可承受性指要强调医疗技术对患者的整体身心健康不构成任何威胁。临床操作能力可简单地概括为"无痛、无创、无心理障碍"的努力方向，一旦超出了这个范围或者创伤涉及具有"不可复性"的器官或功能的时候，极高的医疗风险会随之而来。

3.全力减轻患者的痛苦

对于美容医学来说，减少患者的痛苦包含两方面的意思：对于可以进行美容治疗的患者，尽量减轻医源性创伤；对于无法用美容医学手段治疗或者美容医学手段无法完全满足治疗目的的患者，给予适当的心理支持治疗。

"微创""无痛"是现代医学美容的重要原则，美容医务工作者在诊疗过中要尽可能地采用创伤小的技术进行人体美学创造。要综合应用各种医学手段，及时消除或缓解治疗过程中患者的不适感受。

"有时，去治愈；常常，去帮助；总是，去安慰"是医学史上的一句名言。无论现代医学的技术条件能否满足患者的美容需求，我们都不应该忽视对患者心理障碍的矫正。大多数容貌损毁或者严重畸形的患者都伴有严重的心理障碍，他们迫切期待通过医疗技术手段修复容貌，回归正常的心理状态；一些求美者也是由于对自身的评价过低陷入自卑，渴望通过整形获得自信。在某种程度上，心理因素的改善与否则成为衡量美容治疗是否成功的重要标准之一。美容专科医师的具体工作应该

是：发现心理问题、评估心理问题、心理治疗与干预。

（国　晶）

第三节　皮肤美容护理礼仪与修养

南丁格尔视护理为艺术，她指出人是各种各样的，由于社会职业、地位、民族、信仰、生活习惯、文化程度不同，所患疾病与病情不同，要使千差万别的人都达到治疗和康复所需要的状态，本身就是一项最精细的艺术。皮肤美容工作者在提升业务的同时更要加强礼仪的培养，主要包括仪表礼仪、语言沟通礼仪、非语言沟通礼仪、社交礼仪、交往礼仪等。

一、礼仪的特征

1.规范性

护理礼仪是指医护人员必须遵守的行为规范，是在相关法律、规章制度的基础上，对医护人员的待人接物、行为举止等方面的规范或标准。

2.综合性

护理礼仪作为一种职业文化，是护理服务工作中科学性与艺术性的统一，是护理人员素质、修养、行为、气质的综合反映，在护理活动中体现出护理人员的人文精神、科学态度和文化内涵。

3.强制性

护理礼仪中的各项内容是以法律、规章制度等为基础制定的，对护理人员有一定的约束力和强制性。

4.适应性

护理礼仪的适应性是指护理人员对不同的服务对象或不同的文化礼仪具有适应的能力。护理人员要尊重患者的信仰、文化、习俗，并在接触、交流、调整中不断适应。

5.可行性

护理礼仪要应用于护理实践中，应注重有效性和可行性，要得到护理对象的认同和接受。

二、学习礼仪的意义

现代社会文明程度的提高，促进了人整体素质的提高，高素质的人更加重视礼仪文化。

（1）有助于树立个人形象，形成完美人格。学习礼仪会帮助个人树立良好的形象，形成融洽的人际关系，其终极目标是形成完美人格。礼仪使人们有意识地带着一种尊重、理解、宽容的诚意来遵守人际交往过程中的各种规则，使人们在生活和工作中有意识地追求美好的个人形象。

（2）有利于建立良好的人际关系，促进身心健康。实践表明，良好的人际交往有助于提高人们的自尊和自信，降低挫折感，缓解内心的冲突和苦闷，宣泄愤怒和痛苦，减少孤独和寂寞等。这不仅有益于人们的身心健康，而且也可最大限度地避免不良情绪的产生。

（3）有助于改善社会风气，建设文明和谐的社会。礼仪是一切社会活动的准则，它表现为人与人之间和谐相处的一种秩序，使人们从内心去追求个人品位和价值的提升，改善社会风气，促进社会和谐发展。

三、职业素养与职业形象

职业素养和职业形象是指在一定时期和一定环境下，社会公众对从业者的外在表现和内在素质的印象、看法、认识的综合体现，比如一位职业者，公众通过其工作时的着装、气质、言谈、举止、能力、人格等方面形成综合的印象。从业者良好的职业素养和职业形象可以大大提升社会的认可程度，既有利于交流沟通，又有利于各项工作的发展。不同行业对职业素养和职业形象有着不同的要求，皮肤美容工作者的职业形象和职业素养表现在多个方面。

1.高尚的心灵美

医务人员的道德修养、道德信念与道德品质，影响并决定着工作态度，影响和制约着工作质量。因此医务人员职业形象美的形成，要求具备崇高的精神境界，创造自身美好的内心世界，即心灵美；要有对美容医学事业坚定的志向，深厚的职业感情和献身精神；要热爱本职工作；要以高度的责任感和同情心对待患者，真正做到全心全意为患者服务。

2.庄重的仪表美

仪表是指装扮与神态。仪表美指应装扮朴实大方，神态自然亲切、庄重热情。良好的仪表对医务人员树立正面形象至关重要，有助于获得患者的信赖。

3.良好的言行美

文明用语是医务工作者职业形象的核心，是直接影响医疗卫生服务工作的因素之一。说话的艺术讲究言语美，对一个医务工作者来说是十分重要的。医务人员要确立严肃认真的行为要求，严格执行操作规程，养成对工作高度负责的习惯。

4.专业的技艺美

医务人员要在医疗过程的每一个环节都给患者专业熟练的印象，从问诊到病情观察、手术治疗、心理护理、书写病历医嘱等，从实施手段到医疗效果都给人以美的享受。

（国　晶）

第四节　皮肤美容沟通技巧及文明用语

人际沟通是人们相互认识、相互理解、相互合作的重要途径。对皮肤美容医护人员来说，人际沟通有着特殊意义。良好的人际沟通能力不仅是建立良好护患关系的前提，也是护士与其他医务工作者共同开展工作的基础。人际沟通态度应有关注、尊重和真诚的态度。关注是一种体现认真、重视和负责精神的态度表现；尊重指敬重和重视，尊重他人是一种高尚的美德，是个人内在修养的外在表现；真诚是指真实诚恳和真心诚意，让患者在言语神情中感受到真诚，心情会放松，信任便会发展和巩固，沟通便会顺利开展。

一、人际关系的理论

（一）人际认知的概念

人际认知是个体对他人的心理状态、行为动机和意志作出的理性分析与判断的过程，包括感知、判断和评价等一系列的心理活动过程。

（二）常见的认知心理效应

1.首因效应

首因即是最初的印象。首因效应是指人际交往中，由先前的信息而形成的最初印象及其对后来信息的影响。

2.近因效应

近因指最后的印象。在对他人的认知中，由认知对象的最近信息所形成的印象称为最近印象，其产生的心理影响称为近因效应。近因效应远不如首因效应普遍和明显。

3.光环效应

光环效应对一个人进行评价时，往往会因他的某一种特征有强烈、清晰的感知，而掩盖了其他方面的品质。对人的看法，人们常有一种以偏概全的认识倾向，犹如大风前的月晕逐步扩散，形成了一个更大的光环，这种现象称为光环效应，也称晕轮效应。

4.刻板效应

刻板效应指社会上对于某一类人或事物形成的一种比较固定、概括而笼统的看法。如科学工作者严谨但缺乏情调，从事体育运动者则四肢发达、头脑简单。由于刻板效应将同样的特征赋予团体中的每一个人，而不管每一个个体的具体差异，所以极易形成某种偏见，影响交往的顺利进行。

5.投射效应

投射效应指以己度人，把自己的感情、意志、特征投射到他人身上并强加于人的一种心理效应。例如，一个心地善良的人会以为别人都是善良的，一个经常算计别人的人也会觉得别人也在算计他等。"以小人之心度君子之腹"便是对投射效应的准确描述。

二、人际沟通的影响因素

人际沟通在一定的环境中进行，会受到客观环境中许多因素的干扰。同时，沟通者个人的生理、心理等因素也会对沟通产生影响。

（一）客观环境因素对沟通的影响

1.嘈杂声干扰

例如门窗开关的撞击声、临街的汽车声、各种机械噪音以及与沟通无关的谈笑声等。

2.环境氛围的影响

例如房间光线昏暗，沟通者便看不清对方的表情；室温过高或过低及难闻的气味等，会使沟通者精神涣散，注意力不集中。单调、庄重的环境布置和氛围，有利于集中精神，进行正式的会谈，但也会使沟通者感到紧张、压抑。色彩鲜明、活泼的环境布置和氛围，可使沟通者放松、愉快，有利于促膝谈心。

3.隐私条件的影响

凡沟通内容涉及个人隐私时，若有其他无关人员在场，缺乏隐私条件，便会干扰沟通。回避无关人员的安静场所则有利于消除顾虑、畅所欲言。

（二）个人因素对沟通的影响

个人因素范围较广，既有生理性因素，也有心理、社会性因素，其中与沟通有较密切关系的因素包括以下几方面。

1.生理因素的影响

例如暂时性的生理不适，像疼痛、气急、饥饿、疲劳等，会使沟通者难以集中精力而影响沟通，但当这些生理不适消失后，沟通就能正常进行。

2.情绪状态的影响

沟通者处于特定情绪状态时，常常会对信息的理解"失真"。例如，当沟通者处于愤怒、激动状态时，对某些信息的反应常会过分，这也会影响沟通。

3.个人特征的影响

现实中每个人都会因其生活环境和社会经历的不同而形成各不相同的心理、社会特征。许多特征都会不同程度地对人际沟通产生影响。人格对人际沟通的影响包括性格特征的影响、认识差异的影响、文化传统的影响等。

4.沟通技能的影响

例如有的人口才很好而写作不行，口头交流时头头是道，书面交流则困难重重；有的人刚好相反。另外，像口齿不清、地方口音重、不会说普通话、书面记录速度慢等，也属于沟通技能方面的问题。

美容医务工作者应有较好的心理素质，要有较强的调适能力，以便在沟通时能有效地控制情绪，保持良好的心理状态，以利沟通。除此之外，还应努力扩展自己的知识面，提高文化水平，特别应注重人文社会科学知识的学习和修养，加强自己在人际沟通方面的适应能力和应对能力，以便与各种各样的患者进行有效的沟通。

三、人际沟通技巧

（一）倾听

在护理工作中，有效的聆听可以帮助我们获取必要的信息，更深入、更全面地了解患者，有针对性地与之交流，实现更好的护患沟通，提高护理服务的质量。

1.聆听的重要性

（1）获取信息　聆听最基本的作用在于收集信息，越是耐心的聆听越能获取更多、更完整的资料。聆听的过程要善于思考，真正把握谈话的内容，理解谈话者的真正意图。

（2）尊重对方　认真聆听是一种礼貌的表现，体现了对对方的尊重，满足了对方受尊重的心理需要。

（3）促使对方讲得更多　聆听不等于不说话，聆听过程要积极思考和分析，并进行有技巧的提问，才能引发对方表达的欲望；而且良好的聆听技巧，可使对方受到鼓励，促使他讲得更多，谈得更深入、更全面。

2.倾听的内容

一个人的谈话，除了语言本身之外，还包括一些非语言性的信息，如言外之意、语调、表情、姿势等。一个善于倾听的人，不仅要学会怎么听，还要懂得听什么，在听到的话语中提取有用的信息，最大限度地利用资料，实现有效倾听。

（1）语言 语言是沟通中最显露、最直接的成分，也是倾听的主要内容之一。面对大量的语言信息，倾听的关键任务是抓住重点内容。

（2）言外之意 有的是出于礼貌，有的是为了避免尴尬，有的是想先试探一下，人们有时会把真正的意图先隐藏起来，而用另一种比较婉转的方法来表达。

（3）语调 同样一句话，用不同的语调表达，会收到截然不同的效果。所以在倾听过程中，除了接受语言信息之外，还要留意其语调所表达的含义。语调往往与说话者的情绪密切相关，情绪低落的人语调低沉缓慢，情绪高涨的人语速快、语调高。护患沟通中，护理人员要善于从语调中判断患者的情绪。

（4）表情 面部表情虽然不是直接由耳朵听出来的，却是倾听中的一个关键要素。对于聆听到的内容一定要结合说话者的表情，才能准确判断对方所表达的信息。

（5）姿势 身体姿势也是一种常用的非语言表达方式，主要通过身体的状态或者动作来反映人的内心活动。人在说话过程中总会无意识地呈现出各种身体状态或做出各种动作，这些往往是说话者自己没有留意到的，因而不带掩饰性，所以身体姿势所表达的信息可能比语言本身更真实、更准确。

（二）劝说

劝说是指在沟通中，带有一定的目的性，试图改变对方想法或行为的一种表达方式。劝说是一门艺术，并不是所有正确的意见都会被他人所接受，如何让对方愉快地接受你的意见并主动做出行为改变，关键还在于说话者的劝说技巧。善于劝说的人是一个积极的沟通者，他总能愉快地与他人交流，并使对方在自己的影响下做出改变。

（三）赞美

赞美是指对他人的行为或品质的高度认同与肯定，并以称赞、表扬的形式表达出来。美国著名的心理学家威廉·詹姆士说过"人类本质中最殷切的需求是渴望被肯定"。通过被赞美，人们的自我价值得到肯定，自我评价得以提升，自尊心得到满足，自信心也得以增强。所以说，赞美可以促使人们认识自己的长处并将它发扬光大，是鼓励他人进步的有效途径。

（四）拒绝

在遇到不合理的要求或者自己的利益受到侵犯时表示不接受。虽然拒绝难免令人遗憾，但它是在人际交往中难以回避的环节。如果能够使用合理又得体的方法来表达拒绝，那么可以减少对对方的伤害，避免产生负面效果。

（五）表达

通过文字、语言或者表情、动作等形式传递信息，展示自己的思想和感情，表达可分为书面表达、口头表达，或者语言表达、非语言表达等。在护理工作中，护士经常需要和各式各样的人打交道，因此如何正确并有技巧地表达是护理人员的必修课。同样的内容经由不同的表达方法表现出来，会有截然不同的效果。对于医学美容科的护理人员更应学会表达，使患者觉得可亲可信。因此在工作中要有亲切、热情和诚恳的态度，语言表达时声音柔和、吐字清晰、主题突出、条理清晰、科学合理且通俗易懂。表达的过程要及时了解对方能否理解、接受，才能使表达有效地进行下去。护患沟通中，为了准确了解对方的想法，护理人员应主动聆听患者的想法，给患者留出发表意见的时间和空间，关注患者的反应，避免单方面的信息传递。

（六）其他非语言手段

除了语言之外，还有其他非语言的手段可以作为信息表达的途径，护理人员要善于利用这些辅助的手段来传递特定的信息或增强语言表达的效果。

1.表情

护理人员在工作中应展现自然而略带微笑的表情，表现得落落大方，使患者感到亲切、温暖。在传递信息时眼神要专注，这既是对对方的尊重，也体现了护理人员个人的基本素质。在工作中尤其是危急时刻，如急救过程，护理人员的眼神要坚定、冷静，它能给患者以信心和安全感，有助于稳定患者的情绪。

2.仪表

护理人员应该仪表整洁，端庄大方。得体的仪表代表了护理人员良好的职业修养，让患者觉得可亲可敬。

3.举止

皮肤美容科的护理人员举止更应注意，不宜矫揉造作，也不可大大咧咧。动作要轻柔，操作要娴熟，体现出护理人员一丝不苟的敬业态度和精湛的业务素质。

4.触摸

护理人员可以通过适当的触摸来表达对患者的关心、理解、体贴和安慰，效果有时会超出语言的表达。患者因疼痛而烦躁不安时，护士轻轻拍拍他的手背表达理解，可减轻其焦虑状态；轻轻抚摸幼儿时，可让其产生安全感和满足感。

四、文明用语的使用及重要性

随着医学模式的转变，护理已从疾病的护理发展到以人为中心的整体护理。新的观念向我们提出了新的挑战，这就要求我们除了掌握专业知识外，还应注意文明用语、沟通技巧及心理素质的培养。

训练职业行为，养成文明用语习惯是做好护理工作的关键。护理人员的职业道德水平是通过职业行为来具体体现的，而文明用语又是其中必不可少的一环。养成文明用语习惯，是靠日积月累，要求教师在传授文化知识的同时潜移默化地进行文明用语的教育。护理工作中，只有做到这些，才易走进患者的内心世界。对文明用语的训练，要结合皮肤美容专科护理业务来训练，要通过规章制度，规范我们的语言，使之标准化、规范化、要具有严格的科学态度，加强技术训练，才能有高水平的服务，也要养成文明用语的习惯，并使之体现在我们的护理教学工作实践中。例如在给患者输液时，难免会遇到不能一针见血的时候，那么我们在操作时对患者说声"对不起，我今天把您打痛了，是我不好，技术上还不过硬，请您原谅"。这样可以消除患者的怨恨心理，也能化解不必要的矛盾，患者会觉得我们可亲、可敬、可信。热情诚恳的语言交流，精湛周到的技术服务，可使患者与护理人员缩小心理差距，产生驱动力，利于完善我们的护理工作。

语言的艺术与技巧是做好护理工作的可靠保证。护理人员服务的对象是人，是有血有肉的人，除了给患者打针、输液等一些基础护理外，还可进行更多的语言交流。言为心声，美好的语言可以医治患者心灵的创伤，能增强患者与疾病作斗争的信心和力量。

文明用语的使用有很重要的意义，因为医疗美容临床实践领域中一个突出的问题就是医疗美容纠纷的困扰；也就是指医患双方对治疗结果及其产生原因、医疗服务质量等问题产生认识分歧而导致的利益性争议事件，那么究其原因主要是服务态度问题、医疗事故问题和满足患者要求问题等，因此，在工作中加强文明用语的使用也是减少医疗纠纷的重要手段。

（国　晶　王聪敏）

第三章　皮肤美容咨询与沟通管理

第一节　皮肤美容咨询概述

皮肤美容除了作为一种现代医学技术以外，同时还具有较强的人文性、艺术性和社会性。美容医学的人文性表现之一在于美容医学必须通过咨询，与求美者有效地沟通，才能达到美容医学塑造美的目的。咨询技术就是结合心理学的理论和技术针对求美者的美容问题，运用了解知识、启发教育、引导帮助等心理美容手段、增强行为质量实现自我完善的医疗美容操作技术。随着医学美容的迅猛发展，心理美容也应运而生并引起了社会的广泛关注。因此，美容心理咨询技术必将成为美容医务人员的一门实用技术。

一、皮肤美容咨询与医学美容的关系

美容咨询与医学美容都是美容医学的分支学科，是其重要组成部分。美容咨询是以认知、行为和个性特征综合信息表达为特征，是精神文化的显示。医学美容是用医学诊疗手段通过改善、修复、重塑和增进人体形态美为特征，是形体品味的显示。两种品位都具有感诱力，医学美容可以解决人体的形态美即形式美，但不能解决人的气质美、神态美和风度美，而通过美容心理咨询可以使人具有高尚的道德情操、成熟的心理承受能力、感人的个性特征和亲和的人际吸引力。生物学美容与心理美容的结合是形式美与内涵美高度和谐的统一美。

二、皮肤美容咨询的原则

1.尊重求美者的人格
人格也称个性，是个性心理特征的总和。无论求美者是什么样的人格类型，都具有自己独立的人格。作为美容医务工作者首先要尊重对方的人格，才能满足其人格自尊的需要、被重视的需要、了解医学美容的需要，才会被求美者接纳、亲近、信任和尊重。

2.尊重求美者的隐私权
求美者在美容心理问题上并不都直接裸露，对隐私问题更难以启齿，他们希望

能得到同情、理解、尊重与保密。对待求美者的隐私问题，美容医务工作者不得随意泄露，更不能作为八卦新闻随意传播。尊重求美者的隐私权，是医务工作者的医德规范，也是医务工作者职业美的需要。

3.尊重求美者的审美心理需要

求美者来自不同的阶层，又有着不同的文化背景、经济条件和习惯爱好，他们的心理美容问题也不尽相同，审美心理需要也因人而异。因此，医务人员应尽量获取、收集求美者的审美心理需要信息，并针对审美心理需要进行分析、归纳，考虑解决审美心理需要的办法，在不违背医疗原则、伦理道德的前提条件下，尽可能地尊重他们的审美心理需要，正确引导求美者循序渐进地自我领悟，不断完善自己，以达到满足自己的审美心理需要的目的。

（国　晶　卞薇薇）

第二节　皮肤美容咨询的方法及工作流程

在美容咨询的过程中，美容医师所采取的方法主要有收集获取信息，分析整合信息，传授咨询信息等。

1.收集获取信息

全面收集获取咨询信息，是做好心理美容咨询的关键。

（1）首先要有礼貌地接待求美者，要用关注性的询问和专心致志的态度去倾听其诉说心理美容问题，使求美者有一种被尊重、被接纳、被理解和被信任的感觉。

（2）在收集获取信息过程中，要以真诚和同情的态度对待求美者，去赢得求美者的信任，缩短医患之间的距离。这样求美者才会毫无顾忌地倾诉自己的感情，才可能毫无保留地说出埋藏在心底的美容问题。

（3）在收集获取信息的过程中要掌握时机恰当使用启发提问的方式，引导求美者彻底暴露出心理美容问题，以便美容医师更好地获取真实的咨询信息，并通过努力收到良好的咨询效果。

2.分析整合信息

美容医师对已获得的咨询信息，应认真地进行审慎性的分析整理、综合比较、抽象概括，从而系统地、具体地反映和认识求美者的真正诉求，例如求美者心理问题的原因、性质、环境因素以及处理这些问题的难易程度，求美者的人格是否健全，社会适应能力是否良好等心理学分析。美容医师只有对这些心理美容问题有了直接地把握、领悟，才能对求美者的心理美容问题做出正确、有效的咨询。

3.传授咨询信息

美容咨询师必须具备全面的心理美容知识，有较强的感知能力、分析能力、理解能力、推理能力、判断能力和敏锐的观察能力，并能保持平稳的心态、从容的气度、愉悦的情绪、高雅的气质、甜美的语言、高尚的行为、得体的修饰、感人的个性特征、广泛的情趣和爱好，这样才会具有强有力的人际吸引力、认可力、感染力和亲和力。

在传授咨询信息的过程中，美容咨询师首先要明确心理美容要解决的问题是确定人的精神风貌这一根本性问题，是求美者自我领悟、自我完善的一个循序渐进的长期过程。美容咨询师只是一个教育者、启发者和引导者，不可做任何急功近利或替代式的说教等，其基本传授方法有以下两点：①引导教育：咨询的过程就是一个讲清问题和解决问题的过程；引导求美者领悟、接纳、完善自我的过程，对不同的求美者可采取不同的引导教育方法，例如对因容貌缺陷引起的情绪、感知障碍者应采取说理疏导法，根据具体情况由浅入深，由点至面逐渐讲清容貌缺陷的医学审美意义及评价，提高对美容治疗的信心，调整不良心态，安定情绪，主动配合治疗，对一些有人格缺陷、审美偏差的求美者，可进行精神支持疗法，主要为其注入精神力量，以真诚的语言、生动的事例展示美好的前景，消除自卑或绝望心理，以增强适应社会的能力。另外，还可对有明显心理异常而没有较好的治疗效果的求美者采取暗示疗法等，借助于其对美容咨询师的信赖，先进的仪器设备等的使用，尽可能在不违背原则前提下予以满足或使用安慰剂、暗示性语言等进行暗示性治疗。②启发帮助：由于求美者主观思维定势偏差和不良的心理状态，对自身的缺陷或损容性的疾病往往带有浓厚的主观色彩而产生审美偏差，美容咨询师应针对求美者的特征进行系统的医学、医学美学、理论基础知识教育和疏导，不断提高他们对医学审美的认知力、鉴赏力和判断力，掌握适当时机，以提问、讨论、比喻、对比等方式对求美者进行启发帮助，使其在整个咨询过程中逐渐感悟、吸纳和内化，不断完善自我，发展自我，实现自我素质的高品质化。

4.咨询的基本流程

美容医学咨询的一般流程与任务见图3-1。

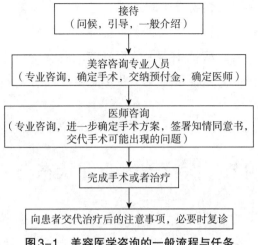

图3-1 美容医学咨询的一般流程与任务

（国 晶）

第三节 皮肤美容咨询的意义

1.皮肤美容咨询是皮肤美容服务的首要环节

皮肤美容服务是面对求美者的服务，是人与人的交流，与其他服务行业一样，人际沟通成为服务的基本技能。就美容医学临床过程来说，审美心理沟通、审美观念交流、医学美容技术应用的效果与并发症等，均是交流沟通的重要内容。美容医学咨询是医疗美容服务的起点。

2.皮肤美容咨询应贯穿医疗美容服务的始终

医疗美容服务从求美者的咨询开始，并贯穿始终。美容医学咨询工作应成为任何一个医疗美容机构服务管理工作的主要线索。

3.皮肤美容咨询对医疗美容效果有重要作用

皮肤美容的根本目的是使求美者的感觉良好，皮肤美容咨询对于医学美容最终的效果起着积极的促进作用，通过术前的咨询，尽可能降低求美者的期望值，从而达到提高求美者对手术效果的满意率；通过术后的咨询对求美者积极的心理暗示，从而提高自身积极的体像，获得满意的效果；通过回访安慰性与解释性的咨询，打消求美者的疑问与顾虑，获得安全感与亲切感，从而获得良好的效果。

4.皮肤美容咨询是医学美容营销的主要手段

咨询也是营销或销售，许多工商机构均是利用咨询为手段完成销售任务的。对于皮肤美容来说，美容咨询就是医疗美容的营销。

5.皮肤美容咨询是防止纠纷发生的关键

在现实工作中，咨询的沟通、交流不足是导致非技术性纠纷的主要因素。为了防范纠纷的发生，咨询过程应把手术可能出现的问题交待清楚，同时在与求美者沟通时态度也应该是积极的，这样可避免一些不必要的纠纷。

（国　晶）

第四节　医疗美容心理状态与分析

随着人民生活水平的不断提高，人们对美的追求有了更高的要求，由于先天缺陷或畸形及后天生活的影响，人们趋向于通过医疗美容让自己的容颜达到理想的状态。然而医疗美容受术者的心理十分复杂，了解求美者的心态变化，及时发现美容过程中的心理问题，对取得满意的医疗美容效果和减少术后不必要的医疗纠纷，有着十分重要的意义。

1.美容受术者的基本心理特征

（1）求同心理　每一个社会、每一个时代都有约定俗成的人体审美标准。如果一个人的容貌符合社会对人体审美的要求，就会得到社会的认同、肯定和赞赏，使个人获得良好的社会适应感和自信心，有利于个人的就业、择偶和交友，从而有利于人的心理健康；反之，如果一个人的容貌不符合容貌审美标准的要求，就会受到社会否定的评价，使个人形成自卑心理和挫折心理，引起心理问题，甚至导致心理障碍。因此，人们总是自觉或不自觉地用社会的人体审美观去认识和评价自己的容貌，并努力通过各种途径使自己的容貌达到社会的审美要求。

（2）求异心理　有些求美者喜欢标新立异的感觉，这种标新立异只是求得与大众审美的有所区别，并不背离社会审美和形式的基本规律。比如在纹眉者中，有些人喜欢具有个性特征的眉形，但眉毛的位置、基本形状仍然遵守形式美的基本规律，眉形既有个性又很协调。

（3）完美心理　有些人的容貌天生比较完美，只是有微小的瑕疵，由于人们普遍有追求完美的心理倾向，所以，有些美容受术者为了使自己的容貌变得理想和完美，也要求做锦上添花的美容手术。

2.美容受术者的心态

美容受术者的心态不同，就诊目的和要求也会各异。美容受术者的心态一般可以分为以下几种。

（1）单纯美容型　这是美容受术者中人数最多的一个类型，这部分人自身条件较好，容貌秀丽，五官端正，常常想通过美容手术达到尽善尽美的程度。他们中大多数人只要求做某一部位的美容手术，如隆鼻、隆乳等。他们常提出切合实际的要求。

（2）期望过高型　这种类型的人容貌没有明显的缺陷，但是心理欲望很高，希望通过美容手术，使自己锦上添花，更富有魅力。他们常把自己很不显眼的小缺陷和小毛病看的很重，过分挑剔。对这类人应尽量引导其不做手术为好。

（3）自卑心理型　这一类型的人性格多内向，个别人甚至厌世轻生。他们有强烈的改变容貌的愿望。他们对手术效果的要求一般都不过分。

（4）顺应环境型　这一类型的人面庞、五官基本上是协调的，看到别人手术后容貌的改变或受朋友的鼓励而来求医。由于他们的基础条件比较好，一般都能得到比较满意的效果。

（5）适应需要型　礼仪小姐职业对容貌美有一定的要求，一些从事娱乐行业的明星为了更好的上镜效果等都想求助于美容手术，这一类型的人多数对美容手术的期望较高。

（6）迷信心理型　受迷信心理支配的人，认为内眦下方的黑痣是泪痣；眉梢眉尾向下者是苦相；颧骨高者对丈夫不利。他们对手术矫治的欲望强烈，对手术效果几乎全部满意。

（7）恋爱、婚姻型　青年人如果因为容貌不美而无异性求爱，将会竭尽全力求助美容手术来改观面容；中老年人借助美容手术使自己的容貌尽可能显得比较年轻一些，得到配偶的欣赏。

（8）畸形患者型　对于先天性畸形者，只要告知不管美容手术的成就有多大，要想达到和正常人完全一样是很难做到的，他们就会对手术的效果比较满意。而后天由于外伤等原因造成的缺陷或畸形者，几乎全是不现实地期望手术后能使他们恢复到受伤前的外貌。

（9）精神异常型　这类患者常认为自己有这样或那样的缺陷而提出美容整形的要求。为他们做了手术，也只会出现暂时的快乐，不久又会出现其他方面的精神症状，对待这类人应采取心理治疗和精神治疗相结合的方法。

（10）思维异常型　这类求医者往往对自己的求美动机不明确，要医师决定美容的部位，还有的盲目追求奇特的形态美，这些手术容易引起医疗纠纷。

求美者的心理状态是特殊而复杂的，他们有的有明显畸形，有的有不明显畸形，有的基本正常，有的本身容貌就很美，由于各种原因而要求施行美容手术。一般地说，动机明确要求合理的其心理是正常的，只要手术后容貌有所改观，满意度是很高的；而动机模糊或要求过高的，其心理多半是异常的，成功的手术也可能出现受术者不满意的结果。因此，医师要尽一切可能完全了解美容受术者的心理状态与求美动机，以便有的放矢地采取相应的措施，确保手术成功，给求美者带来欢乐和幸福。

（国　晶）

第五节　医患沟通纠纷及其防范

医疗美容的发展与进步，给许多求美者带来了自信，也给许多人的生活增添了欢乐，但越来越多的求美者对医学美容的需求日趋多样化，期望得到满意服务的标准也越来越高，公众维护自身合法权益的意识不断增强，因此，近年来网络报道的医疗美容纠纷案例比比皆是。据有关统计资料显示，我国近十年来已发生各类美容纠纷案件20多万起，医疗纠纷成为人们投诉最多的项目。医疗美容纠纷产生的原因是复杂的，存在有多方面的因素，既有医源性因素，也有非医源性因素；既有主观原因，也有客观原因；既有医患双方所致，也有社会环境引发的。具体原因包括以下几方面。

一、医疗美容纠纷的原因

1.手术效果不理想

手术效果不理想的临床表现主要有形态欠佳、缺乏对称性（如重睑术后出现的两侧大小不一）、激光术后并发症等现象。造成皮肤美容手术不理想的原因包括主观原因和客观原因。主观因素即手术后达到了预期效果，但是求美者主观不接受，认为手术效果不理想，对手术期望值过高，没有足够承受手术风险的心理准备，如常带着图片求医，对医师或手术缺乏信心，过分挑剔，坚持己见，无礼貌，手术前拒绝拍照，瞒着亲友就医等。客观原因即没有达到预期的效果，或手术后出现并发症。设计失误，与医师的专业水平、艺术修养、审美能力有关，与手术适应证掌握不严等因素有关。操作不当，手术医师过于自信，对手术前各项准备工作不够重视，易出现感染、出血、血肿、血运障碍、排斥反应等并发症。比如感染与消毒隔离措施执行不严有关；出血、血肿、血运障碍与术中止血不彻底、术后敷料包扎过紧或过松有关，排斥反应与术后病情观察及处理不及时等因素有关。

2.技术不精出现误诊、误治

医疗美容集医学、美学、心理学等多学科于一体，要求精湛的医疗技术和艺术创造性的完美结合。由于现在的技术水平有限，或者由于某些意外原因造成了毁容、致残甚至死亡事件的发生，对于美容手术，医患双方都希望成功，然而并不是每一个手术都能达到理想的效果。除了医师的技术水平，临床经验和医院的设备条件外，还受医师的临场发挥和手术环境等一些难以预测的因素影响，从而对整形美容的医师们提出了更高的要求，一定要向尽善尽美的方向努力，最大程度地让求美者感到满意，此外，创造力和想象力也是美容医师应具备的职业素质之一。

3.服务态度不好，责任心不强

由于美容医务人员态度冷漠或语言生硬，对求美者或其家属的某些要求不能解决又不能耐心解释，甚至在美容诊治过程中，取笑求美者的容貌和身体缺陷，在倾听病情时，漫不经心，似听非听，作风拖拉，使求美者和家属对医务人员失去信赖，怀疑其业务能力及技术水平，因而一旦出现不良医疗后果，极易产生纠纷。此外，医务人员与求美者的关系也直接影响手术者的发挥和对手术效果的评价，当一些要求过分，多疑多虑的求美者不能从医师那里得到安慰或受到冷遇，往往更容易发生纠纷。因此，医患双方互相信任并且对审美达成共识，才能减少医疗纠纷。

4.缺乏医患沟通

整形美容手术效果的分析和评价具有特殊性。不同条件的手术者，做同一手术，即便都是成功手术，其效果也并不一样。手术效果的分析应该是对受术者的术前和术后进行比较分析，而不是两个不同的受术者之间进行攀比。手术成功的标准具有相对性而非绝对性，成功的手术应是受术者、手术者和第三者们都表示满意，而最重要的决定因素在于受术者，这种判断无疑会受到受术者的审美修养、文化程度、职业、爱好、心态等因素影响。由于医疗美容过程中医患关系的特殊性及医患在专业知识方面的差异，医患双方特别要注意沟通，医务人员如不重视、不善于进行医患沟通极易导致医疗纠纷，特别是美容手术前做好与求美者及其家属的谈话，在术后也应关心受术者，加强心理交流，使其感到温暖，可有效防止美容医疗纠纷的发生。求美者由于缺乏医学专业知识，没有认识到美容医疗行业的高技术性和高风险性，一旦原有的期望与最后结果相差甚远，便可能从肉体和精神痛苦或经济损失的心态失衡中，转向对医师的怀疑和不信任。他们与其他临床患者是完全不一样的，其心理十分复杂，追求容貌和形体的美化只是表象，而心理的满足、自信心的增强乃至其社会效果，才是其接受美容治疗的真正目的。大量的临床实践和理论研究表明，对于求美者心理或人格的把握，远远比对其缺陷的了解来的更为重要。希波克拉底说过"了解患者是什么样的人，比了解患者患什么样的病更重要"。

5 其他原因

（1）更年期妇女是整形美容手术中较为特殊的一组人群，她们希望通过美容手术保持容颜，同时她们又有来自家庭和社会的巨大压力，心理负担很重；加之雌性激素分泌水平下降，造成生理上和精神上的变化，容易憔悴、激动、情绪压抑、敏感多疑等，对于手术顾虑重重，异常恐慌手术失败，故而对于手术多是经过深思熟虑并对手术期望值较高。青春期的受术者因为身体各方面都在发生变化，手术条件也因机体年轻、康复快而对术后效果多数满意。老年人术前外貌形态较差，术后的效果较术前有很大改善，对手术效果也多能满意。所以对更年期妇女的整形美容手术应持慎重态度，医患双方的误解、纠纷的发生率高于其他年龄组。

（2）医务人员不注意保密、医德缺失、侵犯就医者隐私而引发美容医疗纠纷。不实承诺也会引发纠纷，美容医务人员信口开河，乱打保票，夸大其辞，作不实承诺，而求美者本来期望值就高，一旦不满意（即使手术是成功的）很容易引起美容医疗纠纷。

（3）美容就医者及家属过失导致纠纷。如美容就医者或其家属有意或无意隐瞒病情或病史：私自请其他人诊治又向医务人员隐瞒情况等而导致死亡不良后果，又如求美者缺乏美容医疗知识，术后护理不当，造成毁容等不良后果。

（4）虚假广告引发美容医疗纠纷。在利益的驱动下，有些美容医院搞虚假广告，以吸引顾客，往往夸大本院的美容技术和美容产品，当求美者达不到广告中的疗效时，极易引发美容医疗纠纷。

（5）社会方面的因素。目前还有些法律法规不够完善，人们受传统医学模式和医患关系的束缚，社会人群对医院和医师的误解；个别媒体不真实或倾向性较大的报道，这些因素客观上引起推波助澜的负面效应，均可引发医疗美容纠纷。

二、医疗美容纠纷的防范策略

为了有效防止医疗美容纠纷，防患于未然，应从健全体制，严格管理，加强教育，加快立法，理顺关系，社会支持等全方位、多层次、多视角方面着手，才能构筑一道坚实的"防火墙"。

1.加强管理，重视沟通与心理疏导

建立医院伦理委员会，负责对医疗美容纠纷的咨询、指导、教育培训、政策研究，如在门诊开设心理咨询与心理治疗，必要时可对求美者进行一些心理测试，减少或避免医疗纠纷发生。护理人员在术前宣传、术中配合、术后健康指导方面，特别是心理疏导方面起着不可忽视的作用。为了能够全面地了解求美者的心态，要与其多交流，一定要把求美者的真实目的搞清楚，是否做手术，何时做，需要对求美

者进行全面评价，做出正确判断。美容手术很多都是锦上添花，受发展水平和技术水平的限制，只能在原有的基础上改善，还不能达到尽善尽美。追求完美是每一位求美者的愿望，如何解决这一矛盾，是预防发生医疗纠纷的关键。

2.严格落实各项医疗美容制度，从源头上防止纠纷的发生

严格落实医疗美容查对制度，健全美容临床病案管理制度，完善医疗美容仪器检修制度，坚持美容医学保密制度，认真做好美容手术前的谈话制度，签订美容手术知情同意书。术前做好各项化验，检查建立完善的信息档案，留取术前、术后影像资料，详细记录医疗、护理过程，时刻把医疗质量安全放到首位。

3.加强对美容医务人员的教育，提高服务质量

强调"三基"：基本理论、基本技能、基本操作。"三严"：严格要求、严格执行、严肃检查。做到"八要"：医心要赤诚、医风要正派、语言要亲切、行医要廉洁、解释病情要科学、签字手续要完善、执行制度要严格、说话办事要谨慎。

4.树立以人为本理念，加强服务流程改造

新加坡国立大学杨威荣教授曾讲到："在美国，90%的纠纷不是技术问题而是服务问题。服务流程管理得好，大部分纠纷是可以避免的。"国内调查也发现，患者对医院的抱怨，70%与医疗品质无关，而与服务品质相关。在具体的操作技术上，应正确选择手术对象。为了有效地避免医疗美容纠纷，还应抓好几个关键：关键科室、关键人员、关键求美者、关键环节、关键时间、关键制度等。

5.医疗美容机构和从业人员应严格遵循法律法规

为规范医疗美容服务，促进医疗美容事业的健康发展，维护就医者的合法权益，原卫生部制定了《医疗美容服务管理办法》，其配套文件《医疗美容机构、医疗美容科室基本标准（试行）》《临床技术操作规范·美容医学》分册等相继出台。配套文件中规定了医疗美容主诊医师、医疗美容技师和从事医疗美容护理工作的人员应具备的基本条件，这是医疗美容走向规范化的一个良好开端。同时，相关部门还应尽快建立医疗美容责任保险制度，确定合理的医疗美容事故经济补偿标准，让医疗美容事业在给人们生活锦上添花的同时，带给人们更多的幸福与安全保障。

（国　晶　王聪敏）

第四章 皮肤美容护理的人力资源管理

第一节 护理人员分层管理

护士分层管理是护理专业发展的需要，符合现阶段护理管理的要求。护士分层管理的实施，是让最合适的护理人员在最佳的时间内出现在最需要的岗位上。分层管理不仅可以调节护理人员的工作状态，充分尊重护理人员，调动护理人员的工作积极性，还可促进护理人员在工作中充分发挥才能与发掘潜力，不断提高自身的综合技能，进而提升护理水平和质量。根据科室护士的资质、工龄、综合能力等方面，将护士分为N0、N1、N2、N3、N4五级。

一、护士分层

（一）N0级护士

1.资质要求

具有护理专业大专及以上学历，一年以内未取得执业证的护士。

2.岗位职责

（1）了解皮肤美容科规章制度、工作流程及岗位职责。

（2）掌握常用的护理技术操作。

（3）掌握护理病历书写规范，基本概念及要求，各种记录单书写要求。

（4）参加院内及科室的所有培训课程。

（5）了解科室专业理论知识及本学科的发展状况。

（二）N1级护士

1.资质要求

临床护理工作1~3年内，取得护士执业证书并注册，具有护士及以上职称，完成1年规范化培训并经考核合格。

2.岗位职责

（1）掌握皮肤美容科规章制度、工作流程及岗位职责。

（2）胜任各班工作，掌握基本护理理论和基础技术操作。

（3）有与患者良好沟通的能力。

（4）完成护理病历的书写。

（三）N2级护士

1.资质要求

具有护理大专或以上学历，具有护师或以上职称，护理临床经验3~5年。

2.岗位职责

（1）在N1级的基础上，胜任责任护士工作，独立完成各项护理工作和专科疾病的护理。

（2）能够及时识别病情变化，运用护理程序为患者提供整体护理服务。

（3）具有较好的应对突发事件的能力。

（四）N3级护士

1.资质要求

具有护理大专及以上学历，具有主管护师及以上职称或取得护师职称5年以上。

2.岗位职责

（1）在N2级的基础上，能够承担重症患者的护理工作，并承担一定的临床教学工作。

（2）能够组织护理临床查房、护理教学查房、疑难病例讨论。

（3）能够承担本科内高风险、高难度护理及技术。

（五）N4级护士

1.资质要求

具有本科及以上学历，副主任护师或以上职称，取得主管护师职称5年以上或取得省级卫生行政部门认可的专科护士资格证书，护理临床经验10年以上。

2.岗位职责

（1）在N3级的基础上，参与或承担护理科研和病区管理工作，具有一定管理能力和解决问题的能力。

（2）具有系统的理论知识和实践技能，了解本专科领域国内外发展的动态，能够解决护理工作中的疑难问题。

（3）参与各种核心质量标准修订和护理工作计划制定。

二、分层管理中护士延期晋级的有关规定

（1）履行岗位职责不到位，一年内有责任投诉达3次及以上或工作失误造成医

疗损害事件，重大不良事件者。

（2）未完成培训课程或考核不合格者。

（3）不服从医院和科室安排的临时指令性任务（人力资源调配）者。

（4）医院规定的其他情形者。

三、各层级护士的协调配合

护士按岗位责任进行分层级管理，每层级经规范化培训符合晋级条件，经考核合格的护士进入下一层级的培养，达不到晋级的护士继续进行本层级的培养。积极倡导团队文化，发挥每一位护士在团队中的作用，使不同层级间护士优势互补，相互促进，从而达到降低医疗护理风险的作用。

（刘 丹 申 琳 金琳琳）

第二节 护理人员岗位职责与工作标准

在全面落实优质护理服务的基础上，为提高皮肤美容科护理质量，不断完善护理标准。科室针对护理人员岗位，制订相应的职责与工作标准，全面促进护理质量的持续提升。

一、护理人员岗位职责

（一）皮肤美容科护士长职责

（1）在科室主任领导和护理部的指导下，组织拟制本科室护理教学、科研及护理工作计划，参与行政管理工作。

（2）负责皮肤美容科质量监控方案的制订、实施、检查和总结。

（3）负责皮肤美容科护理人员分工，组织落实各项护理规章制度和技术操作常规，密切配合医师完成治疗工作。

（4）掌握本科室护理人员的思想、业务能力和工作表现，提出考核、奖惩和培养使用意见及人员调整的建议。

（5）成立护理质量控制小组，每日对病区管理、急救物品管理、消毒隔离管理、责任制整体护理落实、护理文书书写质量等内容进行检查并记录。

（6）定期组织召开工休座谈会，征求患者意见，指导护士改进工作，提高患者对护理工作的满意度。

（7）组织科室开展新业务、新技术、新方法。

（8）参加本科室科主任查房，协调沟通医疗护理工作关系，构建和谐科室。

（9）组织学习护理部下发的文件，完成护理部交给的其他各项工作。

（10）负责科室护理事故、差错、纠纷、缺陷、不良事件等调查分析，提出改进意见并及时向护理部总护士长汇报。

（11）每月组织召开质量分析会，对发现的重点质量问题制定整改措施，进行质量追踪。

（二）皮肤美容科质量管理组护士职责

1.病区管理

（1）负责对护理人员在岗在位、仪容仪表、行为举止、精神状态等方面进行督促检查。

（2）负责对病区环境、内外布局、标识、卫生、物品摆放、床单位配备及治疗区域等情况进行督促检查。

（3）严格落实护理质量管理，按要求进行科室一级质控并记录。

（4）负责对护理安全项目的检查，包括病区药品、毒麻药品、急救车管理、应急预案等方面的督促检查，进行分析，提出整改措施。

2.急救物品管理

（1）急救车定位放置，每班检查并记录。

（2）药品与基数相符，标签清楚，均在有效期内，无变质。

（3）特殊药品管理：熟知"五专"管理（即专人负责、专柜储存、专用账册、专册登记、专用处方）；用药"四个环节"（即领取、储存、使用、管理）；毒麻药品管理，做到专柜双锁，钥匙随身携带，班班清点交接，消耗使用双签字。

（4）急救药品按示意图放置有序，急救仪器设备性能良好。

（5）急救、监护仪等设备定期保养并记录。

3.消毒隔离管理

（1）负责督促检查科内的消毒隔离工作，严防院内感染的发生。

（2）负责检查治疗室、换药室、处置室的合理布局、消毒物品的使用及一次性医疗物品用后处置的落实情况，要做到有检查、有记录、有反馈。

（3）负责检查感染监测本的填写和落实情况。如病室内的终末消毒、地巾、毛巾的消毒情况、病区内定期细菌检测等。

（4）对检查中存在的问题，进行分析，提出整改措施。

4.责任制整体护理

（1）负责对患者基础护理与分级护理的督促检查。

（2）按照质量标准，严格检查护理措施的落实情况，如患者的生活护理、皮肤护理等。

（3）检查责任护士巡视病房的落实情况，是否做到"一口清"（即患者总数、手术总数、一级护理总数、二级护理总数、三级护理总数、值班医生、值班护士）、"七知道"（即床号、姓名、诊断、饮食、病情、治疗、护理）。

（4）每周对出院患者进行满意度调查。

（5）对检查中存在的问题进行分析，提出整改措施。

5.护理文书书写质量

（1）负责对科室的护理文书进行环节质量控制。

（2）按护理文书书写要求严格检查护理文书书写情况，如体温单、医嘱记录单、护理记录单及交班报告。

（3）护理记录满页打印，每日检查并签字。

（4）负责检查医嘱核对制度的落实情况。

（5）对检查中存在的问题进行分析，提出整改措施。

6.皮肤科专科护理

（1）负责检查患者入院护理落实情况。

（2）检查患者对检查、用药的目的及注意事项的知晓情况。

（3）检查责任护士掌握皮肤护理的方法是否正确。

（4）检查患者对治疗用药的常见不良反应的知晓情况。

（5）责任护士了解疾病的相关知识，并落实专科护理常规。

（6）告知患者出院后的皮肤护理方法、饮食注意事项等。

（7）对检查中存在的问题进行分析，提出整改措施。

（三）皮肤美容科培训教学组护士职责

（1）在护士长的领导下，履行护士职责，并全面负责本科室各类护理人员临床教学工作。

（2）按照护理部年度训练计划制定本科室各类人员的培训方案。

（3）负责科室各项教学活动的管理，并定期组织考评，做好讲评记录。

（4）负责组织完成本科室护理人员的护理技能操作示教，教学查房、专题讲座、专科技术培训等工作。

（5）负责科内护士业务培训以及实习生、进修生、新护士的教学管理和带教工作，组织出科考核及评价工作。

（6）定期分析教学带教工作中存在的问题，根据改进意见及时调整培训模式和方案。

（7）积极参与医院的继续教育课程。

（四）皮肤美容科分诊护士职责

（1）分诊护士态度和蔼、言语文明，落实首问负责制，应用护理程序为患者提供持续的优质护理服务。

（2）提前做好工作准备，保持室内清洁、整齐，物品摆放规范。按规定着装、衣帽整洁。

（3）指导患者就医问询，协助医师进行接诊、分诊、挂号工作，做好各项登记工作及相关记录，对患者的姓名、性别、年龄、初诊时间、复诊时间、家庭住址、联系电话登记明确。

（4）橱窗内张贴就诊服务流程图、就诊须知，进行卫生宣教，发放健康教育材料。

（5）遵守保护性医疗制度，尽量维持一医一患，保持诊室安静及良好的就诊环境。

（五）皮肤美容科保障护士职责

（1）负责科室耗材的请领，各种无菌物品的消毒及保管。

（2）确保治疗所需用物齐全，仪器设备处于功能状态。

（3）负责科室物品的报损与维修，做好登记。

（4）负责每月工作量的统计。

（5）协助护士长解决护理工作中出现的紧急情况，完成护士长交给的临时指令性工作。

（六）皮肤美容科责任护士职责

（1）在护士长的领导下，负责患者从入院到出院的全程管理，为患者提供优质、连续、全程、满意的护理服务。

（2）负责医嘱处理、核对及打印工作。掌握患者的病情，按要求每日书写病室交班报告。

（3）提供相应的基础护理服务，按照规定落实专科护理措施。

（4）负责落实各种治疗前的准备工作，操作前履行告知程序。

（5）定时巡视患者，观察病情，发现问题及时处理。

（6）保持办公室、护士站、治疗区的物品到位、清洁、整齐。

（7）提供与护理相关的健康指导，做好入院、出院患者的宣教工作。

（七）皮肤美容科感染监控护士职责

（1）督促本科室护理人员严格执行无菌技术操作规范和消毒隔离制度。

（2）组织科室人员进行有关医院感染管理知识的业务学习，检查本科室人员做好消毒隔离、个人防护及医疗废物安全管理工作。

（3）配合医院感染管理部门开展本科室环境卫生学监测和消毒灭菌效果监测工作，同时负责感染监测资料的保管工作。

（4）负责对病区患者进行预防医院感染的指导和知识宣传工作。

二、工作标准

（一）皮肤美容科护士长工作标准

（1）及时准确传达医院和护理部有关制度和要求，按时完成上级安排的工作任务。

（2）工作计划明确，按照计划落实各项工作，做到年、季、月有计划、有总结。

（3）掌握科室护理现状：人力资源分布和使用，分管科室护理质量控制有效、达标。

（4）护士在职培训工作有效，护士考核合格率达标，护士专业素质能适应岗位需求。

（5）分管科室各项护理规章制度执行到位，护理人员按照规范落实各项护理工作，科室诊疗工作有序进行。

（二）皮肤美容科质量管理组护士工作标准

（1）护理人员衣帽整洁、仪表端庄、语言规范、有礼貌，自觉遵守医院规章制度和护理人员行为规范。

（2）病区环境整洁干净、舒适安全，各种用物放置有序，管理规范。

（3）护理质量管理一级质控结果记录清楚，整改措施有效。

（4）按护理部要求设置抢救室内药品及各类抢救器材，并做到标识清楚、摆放有序，随时处于备用状态。

（5）认真执行急救物品清点、交接、检查工作，用物领取、维修记录及时、准确。

（6）抢救工作制度健全，护理人员熟练掌握各种急救用物性能、使用方法及药品的用法、用量。

（7）严格执行消毒隔离制度、无菌操作原则，严防院内感染。

（8）无菌、清洁、污染物品摆放符合院内感染控制要求。

（9）针对感染监控中发现的问题及时纠正，整改措施明确、有效。

（10）护理文书字迹清楚，记录及时、准确、客观，按时打印，医嘱处理标记清楚、整齐、完整。

（三）皮肤美容科培训教学组护士工作标准

（1）各类护理人员培训方案计划齐全。

（2）按计划定期组织学习、培训、考核，记录完整。

（3）对教学工作中出现的问题及时解决并有追踪记录。

（四）皮肤美容科分诊护士工作标准

（1）落实首问负责制，主动热情接待患者，做到以方便就诊为原则。

（2）分诊台工作制度健全，岗位职责明确，提前10分钟到岗，做好开诊前准备，及时导诊与分诊。

（3）候诊秩序良好，无围观，无吸烟，经常巡视，保证诊室一医一患。

（4）健康教育相关资料齐全，卫生宣教到位。

（五）皮肤美容科保障护士工作标准

（1）科室耗材、无菌物品充足，保管妥当。

（2）治疗所需的各种物品、仪器设备处于备用状态。

（3）科室仪器、设备维护登记齐全。

（六）皮肤美容科责任护士工作标准

（1）护理人员熟悉皮肤美容基础知识，掌握并落实相关护理工作。

（2）全面掌握分管患者的病情、治疗及护理重点。

（3）按分级护理要求做好患者的基础护理。

（4）责任护士认真落实患者从入院到出院的护理措施及健康教育。

（5）分管患者护理记录和医嘱执行记录及时、准确、完整。

（七）皮肤美容科感染监控护士工作标准

（1）科室护理人员无菌技术操作规范和消毒隔离制度落实到位。

（2）科室工作人员及患者掌握感染管理相关知识。

（3）及时监测科室环境卫生和消毒灭菌效果，结果妥善保管。

（李　娜　刘　丹　申　琳　金琳琳）

第三节　护理人员规范化培训

护理人员规范化培训的目的在于通过系统规划护理人员的规范化培训守则，巩固护理人员的理论基础，提高护理人员的专业技能，规范护理流程，全面提升护理人员专业素养。

1.培训目标

（1）掌握专科基础护理常识，了解面部皮肤的组织层次、血管分布等内容，有利于临床护理工作的开展。

（2）掌握面部衰老表现以及与年轻面容的对比标准，设计个性化的治疗方案。

（3）熟悉掌握科室治疗仪器的操作规程及设备的清洁、消毒和保养工作。

（4）面部肌肉讲解：面部皱纹注射位置找点画线。

（5）微创实践要点：术前、术后的护理要点及各种常见并发症的预防及处理方法。

2.培训时间

培训时间为3个月。

3.培训内容和方式

培训内容和方式计划表见表4-1。

表4-1　培训内容和方式计划表

培训时间	培训内容	培训方式	负责人
第1周	面部皮肤构造	理论授课	
第2~3周	皮肤美容操作技术	操作演示	
第4~6周	皮肤美容护理及术后常见并发症的处理	理论授课	
第7~9周	工作流程	临床跟班	
第10~11周	开展的新技术、新业务	理论授课	
第12周	考核		

4.考核

（1）专业理论。

（2）专业技能。

5.要求

（1）按照带教计划落实各项培训内容。

（2）教学组长负责监督落实。

（3）护理骨干服从科室安排。

（申　琳　金琳琳）

第四节　护理绩效管理

医院管理的重要组成部分是护理管理，要想实现医院战略目标则需要给予护理人员有效资源管理。护理人员资源管理的核心就是绩效管理，绩效管理的标准是：单位或者组织的员工职责、员工任务，需要与员工建立有效沟通和交流并制定规范性、针对性管理机制，从而使单位或者组织可以通过绩效管理来充分了解以及掌控员工行为及员工态度，可以做好合理调节以及及时反馈，最终实现单位或者组织的战略目标。临床研究发现，实施全面绩效管理是提升医院核心竞争力的导向标，是调动和激发广大医务人员工作积极性和创造性的助推器。在医院护理管理工作中采用绩效管理，可调动护士的积极性，使护理整体水平显著性提升，促进医院实现可持续性发展。

一、护士考核评分制度

根据护理工作质量、工作量、工作态度、工作能力及患者满意度等指标，特制定护士绩效考核方案，具体内容如下。

1.采取评分制

护理人员分为两组，实施责任制整体护理。两组的平均工作量定为基础工作量（100分制）。超过基础工作量的部分给予加分，低于基础工作量的部分给予减分。

2.加分项目

（1）担任责任组长、教学组长、质量组长、感控组长、科研组长、训练组长每月加1分，5年以上责任护士每月加1分，调动高年资护士的积极性。

（2）院内讲课、院外讲课、教学查房、专题讲座每次加1分。

（3）对于在考核中取得名次的护士，科室在二次分配中给予10分的奖励。

（4）对于执行重大任务的护士，科室在二次分配中按照天数给予奖励，每天奖励0.5分。

（5）对于选出的技术能手、优秀服务标兵、优秀护士、嘉奖人员等，科室给予4分的奖励。

（6）对于发表论文的护士，每篇统计源刊文给予10分的奖励。

（7）对于取得科研奖项、基金课题、专利的护士，视具体情况给予相应的奖励。

（8）其他奖励　根据参加医院组织的活动情况，同样给予一定的奖励。

3.扣分项目

（1）护士长不定时进行抽查，护理质量、护理安全每查出一项问题扣1分。

（2）三基理论或技术操作考核（85分合格），不合格者扣5分。

（3）迟到、早退、旷工一次扣5分。

（4）患者投诉医德医风问题每次扣10分。

（5）不良事件未主动上报者扣10分。

（6）如果出现重大的护理差错、事故，视情节严重程度给予相应的处罚。

4.制定绩效考核公式

绩效考核由工作质量（50%）+工作量（25%）+工作态度（15%）+工作能力（10%）组成，充分调动大家的积极性和创造性。

二、考核测评要求

各科室要高度重视考核工作，护士长要做到注重实绩、客观公正、实事求是，给每一位护理人员进行公正的评价。

三、考核测评内容

科室对护士绩效考核项目包括四大项：工作质量、工作量、工作态度和工作能力（表4-2）。

表4-2　皮肤美容科护理绩效考核记录单

考核项目	考核内容	姓名	姓名	姓名	姓名	姓名
工作质量（50分）	1. 护理质量（30分）					
	2. 护理安全（10分）					
	3. 理论知识考核（5分）					
	4. 技术考核（5分）					
工作量（25分）	1. 岗位（10分）					
	2. 班次（10分）					
	3. 参加学习情况（5分）					
工作态度（15分）	1. 劳动纪律（5分）					
	2. 仪表规范（5分）					
	3. 服务态度（5分）					

续表

考核项目	考核内容	姓名	姓名	姓名	姓名	姓名
工作能力（10分）	1. 工作经验（4分）					
	2. 教学能力（4分）					
	3. 承担科室任务（2分）					
加分						
总分						
签字						

以上满分为100分，其中95~100分为优秀，85~94分为良好，65~84分为合格，64分以下为不合格。

（申　琳　金琳琳　刘　丹）

第五章　常用美容护理技术操作质量管理控制

第一节　化学换肤术

化学换肤术是将化学药液涂在皮肤表面，药液深度渗透，可透过角质层到皮肤真皮层，具有抗炎、调整角质、剥落老化角质、促进细胞剥脱及细胞更替的作用，同时能刺激真皮胶原合成，可以解决表皮和部分真皮病变问题。化学换肤术不仅是皮肤美容方法之一，而且在皮肤科疾病中应用广泛，用于治疗痤疮、黄褐斑、皮肤光老化，对各种类型鱼鳞病和毛发苔藓有很好的疗效；可辅助治疗银屑病、甲真菌病，加强治疗银屑病及抗真菌药的疗效，缩短治愈时间。目前临床上常用的化学换肤术有果酸换肤术、超分子水杨酸换肤术、复合酸换肤术。

一、果酸换肤术

1.操作流程

（1）操作者准备　操作者衣帽整洁，洗手，戴口罩。评估患者治疗部位的皮肤情况，收集患者的一般资料、现病史、既往史、药物过敏史及有无治疗禁忌证等。

（2）用物准备　洁面乳、洁面纸、相机、治疗车、手消液、毛巾、凡士林、计时器、中和液、治疗碗、面刷、果酸液、清洁液、棉球、手套、护眼膜、保湿修复贴、保湿护肤品。

（3）患者准备　治疗前向患者讲解操作方法、过程、预期效果及常见不良反应，消除患者紧张心理，取得患者配合，充分沟通后，签署果酸换肤术知情同意书；清洁治疗部位皮肤，拍照存档；协助患者取舒适体位且方便操作者进行操作。

（4）操作者戴手套，用浸湿清洁液的棉球均匀擦拭治疗部位；凡士林保护黏膜部位（唇周、鼻翼、眼周及皮损渗出部位）。

（5）护眼膜湿敷保护双眼，计时器准备计时。

（6）选取合适浓度的果酸，开始刷酸、计时开始。

（7）一般先刷"T"形区，最后刷面颊，由里向外均匀轻柔地涂抹酸液。

（8）操作过程中要注意与患者沟通，询问患者的感受，并观察治疗区域皮肤的反应。

（9）根据患者的感受及治疗反应，判断酸液的停留时间。

（10）计时结束，将中和液从上到下均匀喷洒于治疗部位，直至皮肤不产生泡沫后停止中和。

（11）保湿修复贴冷敷20分钟。

（12）清洁面部，涂抹保湿护肤品及防晒霜，向患者交待注意事项及复诊时间。

（13）整理用物，洗手，脱口罩。

2.操作要求

（1）根据皮肤状况和治疗目的，选用合适浓度的酸液，如改善肤色暗沉、提亮肤色选用低浓度的酸液。改善痤疮、粉刺等皮肤问题，酸液浓度可以由低到高循序渐进。

（2）操作过程中，果酸液应均匀地涂抹在皮肤上，忌局部酸液聚集和滴落，以免灼伤皮肤。

（3）操作时认真观察皮肤反应，减少灼伤等不良反应的发生。

（4）患者疼痛、刺痒等皮肤不适在可承受范围内。

3.注意事项

（1）避免与其他角质剥脱剂同时使用。

（2）术后7天之内避免高温环境，如温泉、桑拿等。

（3）果酸治疗后避免辛辣刺激食物或饮酒。

（4）治疗后24小时忌使用彩妆产品。

（5）术后使用防晒剂（SPF ≥ 30，PA ≥ ++），严格防晒，每2~3小时补涂一次防晒剂，防止色沉的发生。

（6）果酸治疗后建议使用医学护肤品护肤保湿、防晒，减少皮肤刺激，促进皮肤再生和修复，可选择性使用补水面膜，每日一次。

（7）怀孕和哺乳期的妇女、术区有渗出、感染者及期望值过高者，不建议进行果酸治疗。

（8）果酸治疗一般间隔为1个月，请遵医嘱按疗程治疗。

4.评价标准

（1）面部出现微红及白霜。

（2）患者对疼痛可耐受，无不良反应发生。

（3）患者面部炎症消退，皮肤状态持续变好。

二、超分子水杨酸换肤术

1.操作流程

（1）操作者准备　操作者衣帽整洁，洗手，戴口罩。评估患者治疗部位的皮肤情况，收集患者的一般资料、现病史、既往史、药物过敏史及有无治疗禁忌证等。

（2）用物准备　洁面乳、洁面纸、相机、治疗车、手消液、毛巾、凡士林或金霉素眼膏、计时器、护理包、治疗碗、面刷、30%水杨酸液、手套、纯净水、保湿修复贴、冷喷机。

（3）患者准备　治疗前向患者讲解操作方法、过程、预期效果及常见不良反应，消除患者紧张心理，取得患者配合，充分沟通后，签署水杨酸治疗知情同意书。清洁治疗部位，拍照存档。协助患者取舒适体位且方便操作者进行操作。

（4）操作者戴手套，凡士林保护黏膜部位（唇周、鼻翼、眼周及皮损渗出部位）。

（5）护眼膜湿敷保护双眼，计时器准备计时。

（6）取水杨酸放于治疗碗内，计时开始。

（7）用刷子蘸取酸液，涂抹面部，用刷子蘸取纯净水，在皮肤处轻轻打圈，直至看到终点反应，最长时间一般不超过15分钟。

（8）操作过程中要注意与患者沟通，询问患者的感受，并观察治疗区域皮肤的反应。

（9）治疗完毕，清洗面部。

（10）保湿修复贴冷敷并冷喷30分钟。

（11）清洁面部，涂抹保湿护肤品，向患者交待注意事项及复诊时间。

（12）整理用物，洗手，脱口罩。

2.操作要求

（1）根据皮肤状况来选择水杨酸换肤时间的长短，掌握好终点反应，出现均匀的红斑、伪霜即可。

（2）操作时认真观察皮肤反应，减少灼伤等不良反应的发生。

（3）轻微的刺痛和瘙痒仅仅表明水杨酸在发挥作用，通过稀释和按摩来缓解和改善。

3.注意事项

（1）避免与其他角质剥脱剂同时使用。

（2）治疗期间不要进行桑拿、汗蒸、喝酒、剧烈运动。

（3）对水杨酸过敏者、近期晒伤者、瘢痕体质者、近6个月内口服维A酸类药物者禁忌使用。

（4）术后使用防晒剂（SPF ≥ 30，PA ≥ ++），严格防晒，每2~3小时补涂一次防晒剂，防止色沉的发生。

（5）水杨酸治疗后建议使用医学护肤品护肤保湿、防晒，减少皮肤刺激，促进皮肤再生和修复，可选择性使用补水面膜，每日一次。

（6）怀孕和哺乳期的妇女，术区有渗出、感染者及期望值过高者，不建议进行治疗。

（7）水杨酸治疗一般间隔为15~20天，请遵医嘱按疗程治疗。

4.评价标准

（1）面部出现微红及伪霜。

（2）患者对刺痛、瘙痒可耐受，无不良反应发生。

（3）患者面部炎症消退，皮肤状态持续变好。

（4）患者出现"爆痘"状况，属正常现象。

三、复合酸换肤术

1.操作流程

（1）操作者准备　操作者衣帽整洁，洗手，戴口罩。评估患者治疗部位的皮肤情况，收集患者的一般资料、现病史、既往史、药物过敏史及有无治疗禁忌证等。

（2）用物准备　洁面产品、保湿修复产品、修复面膜膏、面巾纸、毛巾、无菌棉球、计时器、复合酸换肤液、一次性无菌手套、一次性无菌注射器、玻璃小碗、棉签。

（3）患者准备　治疗前耐心向患者讲解复合酸换肤术的操作方法、过程、预期效果及不良反应等，充分沟通后，签署复合酸换肤术知情同意书；清洁治疗部位，拍照存档；协助患者取舒适体位并充分暴露治疗部位。

（4）操作者戴手套，取适量的清洁液浸湿棉球，擦拭治疗部位皮肤。

（5）根据皮肤性质选择适合的复合酸液，用一次性无菌注射器抽取约1.5ml，盛于玻璃碗中，用手蘸取药物，均匀涂抹于治疗部位皮肤（注意避开眼周皮肤）。

（6）开始计时，停留10分钟后，用面巾纸蘸取清水将复合酸液擦洗干净。

（7）取保湿修复面膜膏约2.5ml均匀涂抹于治疗部位皮肤，停留15分钟后，用面巾纸蘸取清水将修护面膜膏擦洗干净。

（8）治疗部位均匀涂抹保湿修护产品。

（9）密切观察患者治疗后皮肤反应，如有不适及时给予处理。向患者交待注意事项及复诊时间。

（10）整理用物，洗手，脱口罩。

2.操作要求

（1）换肤液停留10分钟后，用浸湿清水的面巾纸擦拭干净即可，无需中和。

（2）在涂抹复合酸酸液时，每次蘸取量不宜过大，避免进入眼睛。

（3）根据皮肤性质，选择合适的复合酸液并根据患者皮肤的反应，在整个疗程中做调整以达到最佳治疗效果。

（4）黄褐斑患者在治疗时，酸液停留时间不宜太长，否则易激惹加重黄褐斑。

（5）敏感性的皮肤或皮肤干燥时，在使用复合酸换肤前可在治疗部位均匀涂抹少量的皮肤保湿剂，以减轻换肤液对皮肤的刺激性。

3.注意事项

（1）患者首次使用换肤液时会出现轻微的刺痛感和灼热感，一般3分钟后逐渐消退，告知患者不用紧张。

（2）针对痤疮患者使用时，在治疗初期会发生"爆痘"现象，这是基底炎症代谢的必然过程，是炎症逐渐减轻的表现。在治疗前应向患者做好讲解和沟通。

（3）治疗后若发生"白霜"现象，一般第二天会出现结痂，告知患者不要将痂皮碰掉，应让其自然脱落。

（4）治疗后需要加强皮肤保湿及防晒护理。

（5）禁忌证：①对化学换肤剂成分过敏者；②对阿司匹林过敏者（针对复合酸液中含有水杨酸）；③治疗部位皮肤破损或存在感染性病灶；④妊娠及哺乳期妇女；⑤在6个月内口服过维甲酸类药物者；⑥日晒伤者；⑦瘢痕体质者；⑧出血性疾病患者。

4.评价标准

（1）涂抹酸液后皮肤微红。

（2）患者对刺痛、瘙痒可耐受，无不良反应发生。

（3）皮肤状态持续变好。

（申　琳　李静静　姚美华）

第二节　瘢痕注射技术

瘢痕是组织创伤修复过程中的必然过程，在组织修复过程中，由于各种因素影响，组织修复和再生的调节机制出现障碍，创伤修复出现异常的纤维化，常导致瘢痕组织过度增生而形成增生性瘢痕或瘢痕疙瘩。目前，增生性瘢痕和瘢痕疙瘩有多种治疗方法，但局部药物注射治疗一直以来被广泛应用，且治疗效果确切；有研究表明，局部药物注射联合其他疗法可加强治疗效果。瘢痕注射技术是将药物注射于瘢痕组织内，通过药物吸收使瘢痕萎缩、变软、变薄、变平坦，以达到改善皮肤外观的目的。

1.操作流程

（1）操作者准备　操作者衣帽整洁，洗手，戴口罩。评估患者皮肤状况，如瘢痕大小、颜色、硬度、有无感染等。

（2）用物准备　治疗盘、注射药物、1ml注射器、碘伏消毒液、棉签、无菌手套、污物罐、锐器桶。

（3）患者准备　治疗前向患者讲解操作的目的、方法及操作过程中的注意事项，消除患者紧张心理，取得患者配合。签署瘢痕注射知情同意书，清洁治疗部位，拍照存档。协助患者取舒适体位且方便操作者进行操作。

（4）操作者核对治疗单，并按医嘱配置药液。配置药物完毕后，使用1ml注射器抽取适量药液。

（5）碘伏棉签消毒瘢痕处皮肤，消毒范围应大于瘢痕面积。

（6）操作者一手持注射器，针尖斜面向上穿刺进入瘢痕处，针头与皮肤呈5°角进针。

（7）沿瘢痕边缘进针，边进针边推注药液，使药液慢慢扩散至瘢痕处，皮肤呈苍白隆起；若瘢痕面积过大，可再选择另一进针途径行第二次注射。

（8）注射完毕后，用干棉签按压至不出血即可。

（9）整理用物，洗手、脱口罩。

2.操作要求

（1）严格无菌操作，预防感染。

（2）操作时掌握好注射部位及药液剂量，减少不良反应的发生。

（3）患者疼痛度在可承受范围内。

（4）缓慢推注药液，不可过快。

3.注意事项

（1）注射药物过程可引起患者局部疼痛，操作前需与患者进行充分沟通并取得良好配合，避免患者身体移动影响穿刺。

（2）注射过程中密切观察穿刺点出血量、询问患者疼痛程度。注射结束注意按压皮肤，减少出血和药物外渗以免影响治疗效果。

（3）皮质类固醇激素用药剂量不宜过大，否则易导致皮下组织萎缩。

（4）瘢痕面积较大时，需更换穿刺点，进行多点注射，保证药物充分弥散、覆盖瘢痕。

（5）做好健康宣教工作，告知患者注射部位可能会出现局部疼痛、红肿现象，如有其他特殊不适，及时复诊。

（6）一般间隔2~4周注射一次，直至瘢痕颜色接近正常肤色、瘢痕软化、瘢痕高度与皮面相平。

4.评价标准

（1）注射部位无感染发生。

（2）患者对疼痛可耐受，无不良反应发生。

（3）患者局部皮损无坏死、组织萎缩或凹陷。

（申 琳 李 珊 姚美华）

第三节 微针治疗技术

微针治疗技术是利用定位针上许多微小针头滚动刺激皮肤，使皮肤形成很多微细管道，定位、定层、定量地将多种营养及活性成分直接导入到皮下组织，迅速被肌肤组织吸收，从而发挥治疗作用的一种方法。微针在皮肤科的应用发展非常迅速，最初被用于皮肤再生，现在是治疗多种皮肤病安全、有效的方法，其适应证包括瘢痕、痤疮、色素性皮肤病、脱发、皮肤再生、药物输送以及皮肤的日常保养等，微针治疗操作简单，副作用小，恢复时间短，已广泛应用于临床。

1.操作流程

（1）操作者准备 衣帽整洁，洗手，戴口罩。评估患者治疗部位的皮肤情况，收集患者的一般资料、现病史、既往史、药物过敏史及有无治疗禁忌证等。

（2）用物准备 微针治疗仪、治疗药物、治疗盘、无菌手套、碘伏消毒液、生理盐水、棉签、无菌纱布、无菌医用修复面膜。

（3）患者准备 了解微针治疗的目的、方法、过程、预期效果及常见不良反应等，签署微针治疗知情同意书；清洁治疗部位皮肤，拍照存档。治疗部位外敷表面麻醉剂。

（4）患者取舒适体位，充分暴露治疗部位皮肤，清除外敷表面麻醉剂。

（5）操作者戴无菌手套、碘伏消毒治疗部位皮肤后再用无菌生理盐水擦拭，待干。

（6）操作者手持微针治疗仪沿一定顺序均匀滚动，力度适中，滚动一遍后取相应的药物涂抹于患者皮肤表面，边滚动边涂抹药物，直至治疗结束。

（7）治疗结束后给予患者外敷无菌医用修复面膜，以减少面部不适。

（8）整理用物，洗手，脱口罩，记录。

2.操作要求

（1）严格遵守无菌操作原则，防止交叉感染。

（2）操作时使用手腕带动微针滚动，手法轻柔，力度适中，切忌用力下压，给皮肤造成损伤。注意滚动时用力方向要与微针轴一致。治疗部位皮肤需要较深层次治疗时，绷紧皮肤，提高滚动的速度及力度。治疗结束时将微针棒的头部抬高后离开皮肤，防止划伤皮肤。

（3）微针的选择应根据治疗的需要和患者的皮肤状况决定。直径0.25~0.5mm的微针适用于日常皮肤护理；直径1.0~2.5mm的微针适用于皮肤光老化、瘢痕等的治疗。因男女皮肤厚薄不同，对疼痛的耐受性也不同，女性可以适当选择小号的微针，男性皮肤相对较厚可选用大号的微针。

3.注意事项

（1）眼周涂药时，注意保护眼睛，避免药物进入眼睛，引起眼睛的损伤。

（2）治疗前询问患者药物、护肤品过敏史以及对金属类物品是否有过敏史。必要时进行皮肤过敏试验。

（3）治疗后嘱患者24小时内禁止治疗部位皮肤沾水，1周内避免剧烈运动、游泳、桑拿等。48小时后可化妆。

（4）外敷表面麻醉剂时，每$10~12cm^2$涂抹1g复方利多卡因乳膏，并用保护膜封包覆盖，以促进药物的吸收，一般外敷至少40分钟。

（5）嘱患者治疗后要注意防晒。

4.评价标准

（1）注射部位无交叉感染的发生。

（2）治疗后无不良反应的发生。

（3）治疗反应良好。

（姚美华　李爱琴　祁子煊）

第四节　针清术

针清术是用器械将粉刺及毛囊皮脂腺内的炎性分泌物排出的过程，临床中常采用针清技术辅助治疗痤疮，可明显改善黑头、粉刺、丘疹、脓疱等症状，促进皮损消退。

1.操作流程

（1）操作者准备　操作者衣帽整洁，洗手，戴口罩、戴护目镜。评估患者皮肤状况，如皮肤是否易损伤、凝血功能有无障碍、皮损有无感染等。

（2）用物准备　治疗盘、无菌粉刺针、碘伏消毒液、棉签、无菌纱布、无菌手套、一次性治疗巾、污物罐。

（3）患者准备　患者于治疗前清洁面部，协助患者取舒适体位且方便操作者进行操作。治疗前向患者讲明操作的目的、方法及操作过程中的注意事项，消除患者紧张心理，取得患者配合。

（4）碘伏棉签消毒皮肤，用粉刺针针头快速穿刺表皮，并用粉刺针的圆圈端圈住皮损。

（5）将粉刺针倾斜45°角从皮损最薄处刺入皮肤，顺倾斜方向移动粉刺针圆圈端，轻柔挤压出皮损内容物。若有出血、渗出者，给予按压止血。

2.操作要求

（1）严格无菌操作，预防皮肤感染。

（2）操作者需注意挤压力度，力度过大易造成皮损局部正常组织损害；力度过小则皮损内容物不易清除或清除不彻底。

（3）操作手法要求"快、准、轻"，避免同一处皮损进行反复挤压。

（4）患者疼痛度在可承受范围内。

3.注意事项

（1）针清前必须清洁面部，清除皮肤表面油脂、污染物等，减少感染因素。

（2）粉刺针需专人专用，不可重复使用，防止交叉感染。

（3）告知患者应避免用手直接接触皮损处，以免继发感染。

（4）伤口愈合前，避免进行游泳、桑拿、温泉等活动；可行面部基础护理，外敷无菌修复类面膜，以促进创面愈合；皮肤愈合后方可使用化妆品。

（5）针清术后一周外出需注意防晒，避免进食辛辣、刺激性食物。

（6）对于已经存在感染的创面禁忌针清治疗，可给予抗生素类软膏外涂，如夫西地酸乳膏等。

4.评价标准

（1）清创部位无继发感染。

（2）使用粉刺针圆圈部挤压皮损时，未对皮肤造成新的损伤。

（3）患者对操作时产生的疼痛可耐受。

（4）使用粉刺针时，皮损内容物应一次性清除干净。

（申　琳　李　珊　姚美华）

第五节　美容文饰技术

美容文饰技术是以人体美学理论为指导，以人体解剖生理学为基础，与现代科技、医学技术、容貌美学、艺术创作融为一体，运用文饰器械将色料刺入皮肤组织内，使其着色，达到美化容貌目的的一种医疗美容技术。文饰技术操作必须遵循医学和美学的原则，避免发生"交叉感染"和"损容"事故。目前应用较多的是文眉、文眼线、文唇，其根本目的是在原有的形态基础上，利用文饰手段修饰美化、掩饰瑕疵，呈现出更具美感的眉、眼、唇形态，增强人体整体之美。

1.操作流程

（1）操作者准备　衣帽整洁，洗手，戴口罩。评估患者文绣部位的皮肤情况，收集患者的一般资料、现病史、既往史、药物过敏史及有无治疗禁忌证等。

（2）用物准备　文饰机、文饰笔、一次性文饰针及刀片、色料、色料杯、眉笔、一次性修眉刀片、表面麻醉剂、封包膜、红霉素眼膏、生理盐水、棉签、无菌纱布、碘伏、0.1%苯扎溴铵溶液、75%乙醇。

（3）患者准备　了解文饰美容治疗的目的、方法、过程、注意事项及常见不良反应，签署治疗知情同意书。清洁面部皮肤，拍照存档。

（4）常规消毒文绣部位皮肤后进行眉、眼、唇的描画设计。

（5）文饰部位外敷表面麻醉剂40分钟。

（6）消毒所用的一次性文饰器械，调试所需色料。

（7）清除表面麻醉剂，戴无菌手套，进行文饰。

（8）文饰结束后，用生理盐水擦拭文饰部位，涂红霉素眼膏。

（9）向患者交待注意事项及复诊时间。

（10）整理用物，洗手，脱口罩，记录。

2.操作要求

（1）严格遵守无菌操作原则，防止交叉感染。

（2）眉、眼、唇的设计应达到自然、协调、比例适度，不可盲目追求审美潮流，不宜做太过夸张的设计，以求美者自身的条件为基础。

（3）操作过程中要掌握好深浅、浓淡。同时要注意浓淡过渡的自然衔接，若是颜色浓淡界线太明显，会失真。文饰操作时手法用力要均匀一致，深浅适当，浓淡相宜，手法切忌过深过密，刺入太深会引起点状出血，影响着色，甚至变色。刺入过浅则不易着色。文饰深度不超过表皮下1~1.5mm，以不出血为准。

（4）色料颜色的选择要适宜。术前要综合考虑到求美者头发的颜色、肤色、年龄、气质等以选择合适的色料。文眉时肤色较白皙的求美者，可用浅咖啡色，不太适合用深色；若肤色偏黑，就应该用深些的颜色，可选用黑咖啡色，或黑咖啡加一点黑色，但不能选择黑色。年轻人皮肤有光泽，头发光亮，眉色可略浓些。老年人皮肤松弛，头发花白缺少光泽，眉色宜浅淡。眼线的色料一般选择黑色。唇部的色料一般选择红色系，皮肤较白及唇色较淡者可选桃红、玫红等浅色系，皮肤较黑及唇色较暗者可选深红、朱红等深色系。

3.注意事项

（1）操作者应客观地向求美者讲解注意事项、文饰设计、文饰后的效果及可能出现的并发症。

（2）文饰美容技术应遵循宁浅勿深、宁窄勿宽、宁轻勿重的原则。操作时要留有修改的余地。

（3）操作中一人一针，严格遵循无菌操作原则。用碘伏消毒文饰部位的皮肤，再用无菌生理盐水擦拭。碘伏浸泡刀、剪、文饰针、色料杯及需要接触皮肤创面的工具等，然后用生理盐水冲洗干净，待干备用。

（4）操作中文饰针切忌误伤受饰者的眼睛。

（5）文饰前检查机器性能，保证安全使用。持文饰机的手需有支点，以保证文饰动作的稳定。暂停文饰时需关机。机器出现故障时应及时停机。文饰结束需用消毒液擦拭机身。

（6）文饰禁忌证包括：①妊娠期、哺乳期；②文饰部位皮肤破损或存在感染病灶者；③糖尿病、慢性肝肾功能不全、有出血倾向疾病者；④过敏体质或对色料成分过敏者；⑤期望值过高及精神病患者；⑥有传染性疾病者；⑦瘢痕体质者；⑧犹豫不决者为相对禁忌证。

（7）操作中若出现过敏反应、眼部损伤、眼睑肿胀，应立即停止操作，给予对症治疗。

4.评价标准

（1）文饰部位无交叉感染的发生。

（2）文饰后无不良反应的发生。

（3）求美者对文饰后的效果满意。

（姚美华）

第六节 冷喷技术

冷喷技术是利用冷喷仪对面部皮炎及局部软组织损伤初期的患者进行冷喷治疗

的技术。冷喷技术可降低面部皮肤温度，减轻皮肤充血、疼痛，控制浮肿及炎症扩散，提高患者舒适度，加快病程恢复。

1.操作流程

（1）操作者准备　衣帽整洁，洗手，戴口罩。评估患者治疗部位的皮肤情况，合作程度及心理状态。

（2）用物准备　冷喷治疗仪、蒸馏水、毛巾、清洁纱布、面巾纸。

（3）患者准备　让患者了解冷喷治疗的目的、方法、过程及注意事项等。清洁治疗部位皮肤，拍照存档。

（4）冷喷仪内加入蒸馏水到规定水位。

（5）患者取舒适体位，用毛巾包裹头部，将毛巾围于颈下，遮盖双耳。

（6）嘱患者闭上双眼。

（7）调整冷喷仪的位置，喷口距皮肤约20cm，打开冷开关，喷雾10~15分钟。

（8）关闭冷开关，用清洁纱布将面部擦干。

（9）整理用物，洗手，脱口罩，记录。

2.操作要求

（1）冷喷时嘱患者闭上眼睛，避免喷雾进入眼睛。

（2）冷喷高度为20~30cm，冷喷时间为10~15分钟。

3.注意事项

（1）打开冷开关，勿用热喷。

（2）蒸馏水水位应在规定水位之内，不能过高或过低。

（3）蒸馏水更换，1次/日。定期清洁、消毒水箱。

（4）患者感到面部皮肤过冷时，应缩短治疗时间。

4.评价标准

（1）治疗时患者舒适。

（2）治疗后无不良反应发生。

（姚美华　王聪敏）

第七节　面部清洁技术

皮肤表面每天都有大量脱落的角质细胞或黏膜上皮细胞、分泌的油脂、堆积的汗液；环境中的空气烟尘微粒以及各类化妆品中的油脂、粉末、颜料等都可以在皮肤表面驻留，以上述物质构成皮肤污垢。皮肤污垢如不及时清除，会影响皮肤的生理功能，导致皮肤粗糙、敏感，易发生痤疮、毛囊炎等皮肤病。皮肤清洁技术是用皮肤清洁剂将这些污垢去除，促进皮肤新陈代谢，恢复皮肤的生理功能。因此，面部皮肤清洁是皮肤护理必不可少的步骤，也是非常重要的一步。

1. 操作流程

（1）操作者准备　衣帽整洁，洗手，戴口罩。评估患者面部的皮肤情况，如有无彩妆、既往化妆品过敏史等。

（2）用物准备　清洁类化妆品、卸妆类化妆品、保湿类化妆品、面巾纸、温水、棉签、化妆棉、毛巾。

（3）患者准备　患者平卧位，用毛巾包裹头部，颈部及前胸部铺毛巾。

（4）卸妆　卸妆顺序依次是眼部、眉毛、唇部，然后是其他部位（未上彩妆者则无需卸妆）。

（5）根据皮肤性质选择合适的洁面产品涂于面部，用手指打圈按摩。

（6）用清水将面部彻底清洗干净。

（7）涂抹保湿类化妆品。

（8）整理用物，洗手，脱口罩。

2. 操作要求

（1）清洁眼线或睫毛膏时，先将棉片蘸水挤干后，嘱患者闭上眼睛放于睫毛下，然后用棉签蘸取卸妆类产品开始清洁，防止进入眼睛。

（2）在使用卸妆油时，双手及面部需保持干燥，将卸妆油涂抹在面部，用指腹以画圈的动作轻轻按摩面部皮肤，溶解彩妆及污垢，时间以1分钟为限。然后用手蘸取少量的水，重复面部画圈的动作，将卸妆油乳化变白，接着再轻轻按摩约20秒，使用温水擦洗干净。

（3）在使用卸妆乳（膏/霜）时，保持手、脸干燥，用双手搓热卸妆乳，均匀涂于面部，接着用手指指腹轻轻揉开，由内向外轻轻按摩，能够帮卸妆乳更好地溶解毛孔内的彩妆，再用化妆棉轻轻擦拭妆容，最后擦洗干净。

（4）在使用卸妆水时，卸妆水浸湿化妆棉，然后在面部从上至下轻轻按摩1分钟左右，此时可以看到彩妆浮在皮肤表面，再用温水擦洗掉。

（5）水温的控制　合适的洁面水温应该控制在37℃左右，温水对皮肤有镇静作用，且便于洗净灰尘、污垢等。水温过低，则不利于清洁皮肤表面的污垢，特别不适合油性皮肤及带妆皮肤的清洁。水温过热则会使皮肤血管过度扩张，皮肤脱脂，特别不适合敏感性肌肤的皮肤清洁。

（6）洁面产品的选择　选择时应考虑皮肤的性质，通常将皮肤分为中性皮肤、干性皮肤、油性皮肤、混合性皮肤、敏感性皮肤几个基本类型。干性或中性皮肤在选择洁面产品时，应选择乳液状洁面乳，因为其性质温和，对皮肤刺激性小，清洁皮肤的同时还可以滋润皮肤。而油性或混合性皮肤则应该选择控油、洁面力度较强的泡沫洁面产品。敏感性皮肤应选择性质温和、成分简单、抗过敏的洁面乳。

3.注意事项

（1）避免用潮湿的双手直接蘸取卸妆油，避免先行乳化卸妆油。

（2）唇部卸妆时，要使用专用的卸妆类化妆品，否则会导致唇部干燥。

（3）卸妆类化妆品不宜在面部停留较久，一般在1~3分钟内结束，接着用温水清洗干净，一定再用洁面产品清洗面部。

（4）卸妆类化妆品及洁面产品要清洗干净，切勿残留在面部，尤其注意鼻孔、耳边、发际线、下颏等部位。在面部的停留时间一般不超过2分钟。

（5）不要同时使用多种洁面产品，不当地混用容易导致皮肤缺水、干燥、失去光泽，造成不应有的伤害。

（6）面部皮肤清洁后及时涂抹保湿类产品。

（7）对于敏感性皮肤或有面部皮肤疾患的人群，选择洁面产品时要慎重。

（8）告诫患者注意化妆品的选择，许多皮肤问题是因为使用劣质化妆品而造成的。

（9）面部皮肤破损或存在感染病灶者禁止做皮肤清洁。

4.评价标准

（1）卸妆类化妆品及洁面产品的选择适合求美者的皮肤。

（2）面部皮肤清洁操作方法正确。

（3）面部皮肤清洁后无不良反应的发生。

（姚美华　王聪敏）

第八节　超声波药物治疗技术

超声波是一种频率超过16000Hz，超出人耳听觉一般上限的机械振动波，其频率高，方向性好、穿透力强、张力大，比一般声波能产生更强大的能量。当其传播到皮肤时，产生强烈的震动，产生定向力和热能，可促进细胞新陈代谢，改善血液循环，提高药物及护肤品的弥散作用和组织渗透性，从而达到美容治疗作用。它在皮肤美容科主要用于黄褐斑、色素沉着、皮肤补水、抗老化等皮肤美容治疗。

1.操作流程

（1）操作者准备　衣帽整洁，洗手，戴口罩。评估患者治疗部位的皮肤情况，收集患者的一般资料、现病史、既往史、药物过敏史及有无治疗禁忌证等。

（2）用物准备　超声波治疗仪、治疗药物、治疗盘、棉签、75%乙醇、面巾纸、毛巾、保湿类产品。

（3）患者准备　了解超声波治疗的目的、方法、过程、预期效果及常见不良反应等，签署超声波治疗知情同意书。清洁治疗部位皮肤，拍照存档。

（4）协助患者取舒适体位，充分暴露治疗部位。

（5）连接电源，用酒精棉签将治疗头擦拭消毒，待干。

（6）根据皮肤所需将药物均匀涂抹在皮肤上。

（7）开机，根据皮肤状态选择合适的波形、功率，开始治疗。治疗面部时手法从下巴至耳下、从嘴角至耳中、从人中至耳上、从鼻翼过下眼睑至太阳穴、从额部眉头至发际线上下，做提拉或打圈按摩。手部力量均匀，上提动作可加重力度，下回动作以安抚为主，左手可大面积跟随探头移动，做辅助上推动作。可边做边涂抹药物。

（8）操作完毕，关机。

（9）观察皮肤反应并做好记录，治疗部位涂抹护肤品。

（10）整理用物，洗手，脱口罩。

2.操作要求

（1）仪器调节功率要适宜，过大则易导致皮肤红肿。

（2）操作时手法力度应均匀、适中。手法应从下往上做提拉动作，下滑动作应以安抚带过。

（3）根据皮肤状态选择波形。超声波连续发射，强度不变，声波均匀，热效应明显，适用于耐受性较强的皮肤；脉冲波间断发射，每个脉冲持续时间短，热效应较少，适用于眼周皮肤或敏感性皮肤。治疗时间一般为15分钟。

3.注意事项

（1）根据患者皮肤性质，正确选择所需药物。

（2）治疗头不可长时间空载，离开皮肤时应先按仪器暂停键，否则容易损害治疗头。

（3）操作时治疗头方向不要垂直对着眼睛，以免造成伤害。

（4）禁忌证：①对导入药物成分过敏者；②治疗部位皮肤破损或存在感染病灶者；③妊娠或哺乳期妇女；④神经损伤导致皮肤感觉不灵敏或感觉缺失者；⑤重要脏器病变者。

4.评价标准

（1）治疗后无不良反应的发生。

（2）治疗反应良好。

（姚美华）

第九节　面膜修护治疗技术

面膜是涂敷于面部皮肤的一种化妆品。随着人们对美的追求，面膜类化妆品得到了很大重视，特别是功效型的面膜更是受到消费者的青睐，其不仅是日常居家皮肤护理常用的化妆品，也是医疗美容机构用于面部皮肤修复护理的重要手段。面膜按剂型分为粉状、膏状、剥离型、湿布状；按功效型分为保湿类、抗衰老类、美白祛斑类、控油痤疮类、舒缓修护类。

1.操作流程

（1）操作者准备　衣帽整洁，洗手，戴口罩。评估求美者面部皮肤情况，如是否激光术后、有无化妆品过敏史等。根据皮肤类型、特性备好合适的面膜。

（2）用物准备　清洁类化妆品、卸妆类化妆品、保湿类化妆品、面膜类化妆品、面巾纸、温水、棉签、化妆棉、毛巾。

（3）患者准备　让患者了解面膜使用的目的、方法、效果及常见不良反应等，清洁面部皮肤。

（4）患者取平卧位，用毛巾包裹头部，将毛巾围于颈下。

（5）嘱患者闭上双眼，将面膜贴敷于面部，露出眼睛、鼻子、嘴。

（6）根据不同面膜的停留时间，控制面膜的贴敷时间，一般15~20分钟后将面膜卸掉。

（7）用温水清洗面部（免洗面膜则无需清洗。）

（8）涂抹保湿类化妆品。

（9）整理用物，洗手，脱口罩，记录。

2.操作要求

（1）用毛巾包裹头部时，应将所有头发都包在毛巾里面，耳垂不可弯曲，包裹不可太紧。

（2）贴敷面膜时，嘱求美者闭上双眼，避免面膜成分进入眼睛。

（3）敷面膜的时间不宜过长，一般为15~20分钟。

（4）激光术后对于有创面的皮肤需要敷面膜时，应选择无菌面膜，操作时严格遵循无菌操作原则，防止交叉感染。

3.注意事项

（1）使用湿布状面膜时，可将湿布（材质一般为无纺布、蚕丝、天然纯棉膜布、合成纤维、纯生物制膜等）上的精华液挤掉一部分后贴敷于面部，然后将剩余的精华液均匀涂抹在面膜上，以避免精华液进入眼睛。若不小心进入眼睛，及时用清水冲洗。

（2）使用撕拉式面膜时，要注意避开眼眶、眉部、发迹、嘴唇周围的皮肤，待面膜干后，自下而上轻柔地撕掉，防止撕剥时动作过大，损伤皮肤。

（3）使用倒模时，根据皮肤状况先在面部涂一层相应的底霜或覆盖浸有治疗成分的一张与脸大小相等的纱布，眉毛及眼睛部位盖上湿润的棉片，然后将倒模迅速地涂敷于面部，厚度为0.5~1.0cm。上膜顺序为额头、两颊、口周、鼻部，时间为25~30分钟。卸倒模时先将倒模轻拍松动，或请求美者轻微活动面部肌肉（微笑或鼓腮），然后从下颌两侧开始，逐渐松动面部周边面膜，轻轻向上揭起即可。

（4）敏感性皮肤贴敷面膜时，注意观察求美者的皮肤反应，如有不适及时揭掉面膜，对症处理。

4.评价标准

（1）面膜的选择适合求美者的皮肤。

（2）面膜修护治疗操作方法正确。

（3）面膜修护治疗后无不良反应发生。

（姚美华）

第十节　私密修复治疗技术

有数据显示，我国已婚已育的女性中45%有不同程度的盆底功能障碍。怀孕过程中，母体的激素水平、体重以及腹腔体积等都发生了巨大变化，盆底肌因子宫的增大持续受压，逐渐松弛受损或分娩过程中盆底肌被拉长甚至拉伤，出现盆底肌肉松弛，从而导致压力性尿失禁、女性盆腔器官脱垂、性功能障碍、产后腰痛等盆底肌松弛的症状。更年期激素的变化、盆腔手术、体重超重等也会造成盆底肌力量的减弱。私密修复治疗技术是通过系统的问诊、盆底肌特殊的指诊查体，辅以盆底肌生物反馈测评，共同诊断女性的盆底肌功能性问题，并及时进行康复修复训练，是预防、治疗盆底功能障碍的首选方法。

1.操作流程

（1）操作者准备　衣帽整洁，洗手，戴口罩。评估患者的心理状态；体态评估、骨盆评估、步态评估、肌肉力量评估（如腰背部肌肉力量评估）；收集患者的一般资料、现病史、既往史、药物过敏史及有无治疗禁忌证等。

（2）用物准备　盆底康复治疗仪、治疗盘、无菌手套、无菌棉球、碘伏消毒液、生理盐水、棉签、无菌纱布等。

（3）患者准备　让患者/求美者了解私密修复治疗的目的、方法、过程、预期效果及常见不良反应等，签署私密修复治疗知情同意书。

（4）肌力测试初筛（手检）　分别对深层、浅层肌肉进行检测，评估一类纤维和二类纤维的功能情况（根据ANNAES认证的测试标准）。

（5）盆底表面肌电评估（Glazer评估）　是指计算机表面肌电信号处理设备和软件程序指导下的一系列肌肉活动和检测指标。盆底表面肌电评估操作流程：①嘱患者退去下半身衣裤平躺在检查床上，全身放松；②确定受检者的检查体位（半卧位，床头抬高60°）；③粘贴腹部电极片；④放置阴道电极，以电极手柄贴合阴道外口为适宜，个别阴道较短患者以接触宫颈为适宜；⑤进入仪器设备主界面，选择"快速筛查"/"标准筛查"/"标准评估"其一进行评估；⑥密切观察患者的评估过程，及时指导患者正确完成评估。

（6）根据检查评估结果制定私密修复治疗方案。

（7）根据患者个体情况实施不同的治疗方式、搭配组合，综合使用电刺激、生物反馈、手法、Kegel运动指导、家庭康复训练指导、心理护理等治疗方法。

（8）疗程结束后，根据患者主观症状和客观标准的变化来评价疗效。

（9）整理用物，洗手，脱口罩，记录。

2.操作要求

（1）严格遵守无菌操作原则，防止交叉感染。

（2）治疗原则是针对松弛型、活跃型和混合型不同疾病，推荐不同治疗方案搭配，还需要注意主动、被动方案结合；先练慢肌，后练快肌，最后平衡训练。在制定方案前，需要充分了解疾病病机。①松弛型：增强肌力；②活跃型：降低肌张力+增强肌力；③混合型：降低肌张力+增强肌力+协调性。建议每次治疗20~30分钟，每周3~5次，一个疗程10~15次，三个月后进行第二疗程。

（3）阴道按摩法（手法）：阴道手法按摩适合唤醒患者肌肉的本体感觉，教会患者盆底肌肉的自主收缩，缓解盆底肌肉的痉挛和疼痛。注意按摩过程中找到盆底肌肉的痛点，力度适中，由轻至重，由浅至深，以患者感觉舒适有热胀感为宜。

3.注意事项

（1）凯格尔（Kegel）运动指导　该法是有意识地对以肛提肌为主的盆底肌肉进行自主性收缩训练，以加强控尿能力及盆底肌肉力量。Kegel 训练法不受时间、地点及体位的限制，简便易行，是盆底康复的首选方法和主要方法，要指导患者学会正确的训练方法。该法停止训练后疗效持续时间不确定，需告知患者长期坚持。不适用于有精神和心理障碍无法配合者、盆底肌力极差不能有效收缩或肌肉疲劳、肌肉痉挛者。

（2）盆底康复器　盆底康复器又称阴道哑铃，可辅助患者盆底肌的康复，患者可居家巩固、维持盆底康复治疗的效果。其由带有金属内芯的医用材质塑料球囊组成，球囊的形状相似，但是体积、重量不等，尾部有一根细线，方便从阴道取出。盆底康复器常分5个型号，编号为 1~5，重量逐步增加，体积逐步减小。它具有简单、方便、安全、有效等特点，属初级的生物反馈；优点为费用低，方便，可进行家庭康复锻炼，可长期训练，简便易行。需正确指导患者训练方法。

（3）腹式呼吸　腹式呼吸法是最重要也是最基础的一种呼吸方法。它是通过加大横膈膜的活动、减少胸腔的运动来完成的。学会腹式呼吸，可以充分锻炼盆底肌肉群；同时还能有效地增加身体的氧气供给，改善腹部脏器的功能，安神益智；对于爱美女性，腹式呼吸法还可以有效消除腹部多余的脂肪。告知患者腹式呼吸的重要性及正确指导患者腹式呼吸的方法。

（4）开展多种形式的健康教育　盆底功能障碍的发生是多种因素综合影响的，保持良好的生活方式也可以帮助缓解、改善、促进疾病的发生、发展和预后，帮助患者建立全方位的健康生活，普及盆腹功能康复知识，提高妇女的自我保健意识和能力。

（5）禁忌证　①阴道活动出血（产后恶露未干净或月经期）者；②阴道狭窄（如阴道萎缩、严重的阴道瘢痕）者；③阴道或泌尿系活动性感染者；④盆腹腔恶性肿瘤者；⑤怀孕者；⑥近半年内盆底手术者；⑦装有心脏起搏器的患者；⑧部分神经系统疾病及不能主动配合者。

4.评价标准

（1）治疗后无交叉感染发生。

（2）治疗后无不良反应发生。

（3）治疗效果反应良好。

（刘琳琳　姚美华）

第十一节　魔塑溶脂治疗技术

魔塑溶脂即射频溶脂，是电磁能量的一种形式，当施加到组织时，产生的电磁场导致组织内分子振动进而产生热量。射频对皮肤组织的热效应能够使胶原重塑、重新排列结缔组织、破坏分子间的交联、胶原蛋白变性、刺激纤维母细胞，产生新的细胞间质。它能够有效、安全地改善患者皮肤松弛、皱纹、多余脂肪，达到美观的效果。

1.操作流程

（1）操作者准备　衣帽整洁，洗手，戴口罩。评估患者治疗部位的皮肤情况，收集患者的一般资料、现病史、既往史、药物过敏史及有无治疗禁忌证等。

（2）用物准备　魔塑溶脂治疗仪、面巾纸、毛巾、洁面产品、棉签、75%乙醇、0.1%苯扎溴铵溶液、碘伏、无菌纱布、一次性备皮刀、纸巾、一次性无菌手套。

（3）患者准备　了解魔塑溶脂的目的、方法、过程、预期效果及常见不良反应等，签署魔塑溶脂治疗知情同意书。清洁治疗部位皮肤，拍照存档。

（4）根据患者的皮损部位，协助患者取舒适卧位，充分暴露治疗部位。

（5）根据患者不同治疗部位进行围度测量，选择合适的治疗方案及治疗手具。

（6）本治疗方案适用于下颌和下巴部有局部脂肪堆积的患者，用于减脂和皮肤紧致，结合了FC治疗头和ST治疗头。

1）FC手柄的治疗：仅治疗局部脂肪堆积的部位。①遵循BC/FC应用方案中关于三个治疗阶段（预热、脂肪组织和对成纤维细胞的刺激）的相关指示；②对于预热和脂肪组织阶段，按照脂肪部位方向展开治疗；③治疗部位包含下颌与颈部之间的三角区域（即双下巴，也即脂肪堆积部位）。

2）ST/V-S手柄的治疗：遵循常规治疗方法，从下巴、下颌的一侧开始治疗，再转到另一侧。

3）疗程安排：①治疗次数：根据患者皮肤状态严重程度，一般需要2~3个周期（6~9次治疗）；②治疗间隔：每周一次；③术后维持每3~6个月一次治疗。第1~2次治疗：FC治疗头；第3次治疗：ST/V-ST治疗头；第4~5次治疗：FC治疗头；第6次治疗：ST/V-ST治疗头；第7~8次治疗：FC治疗头；第9次治疗：ST/V-ST治疗头。

（7）魔塑的BC治疗头　用于如大腿、臀部或腹部的大面积部位，魔塑的FC治疗头：用于如手臂或大腿内侧的较小面积部位。治疗疗程：①治疗次数：3~9次治疗；②治疗间隔：每2~4周一次治疗；③术后维持：每3~4个月一次治疗。

（8）魔塑治疗会阴松弛部位治疗遵循V-ST头常规治疗。①治疗部位有多余毛发，建议在治疗前至少24小时备皮；②治疗部位涂抹2mm超声凝胶；③将系统设置为模式Ⅲ并将能量逐渐增加至患者能接受的最高程度（至少为56J/cm³）；④将手柄以垂直方向（使用刮板或压舌板）置于治疗部位，并施加轻微压力，以确保两个电极与皮肤的良好接触；⑤以竖直排列的方式移动治疗头（每一侧为3~4列）并做6遍；⑥治疗时长约为20分钟。治疗疗程：①治疗次数：3~6次治疗；②治疗间隔：每2~3周一次治疗；③术后维持每6~12个月一次治疗；④当患者对治疗的结果满意时或根据操作者的专业判断，治疗的疗程结束。

（9）整理用物，洗手，脱口罩，记录。

2.操作要求

（1）确保治疗区域干燥，不含任何水分、液体或棉绒。

（2）所有对身体皮肤的紧致治疗建议使用模式Ⅳ下CORE技术的多通道射频频率结合的形式。它分为以下两个阶段，阶段Ⅰ：预热阶段；阶段Ⅱ：皮肤紧致阶段。①阶段Ⅰ，遵循魔塑或V-FORM方案的预热程序，以达到治疗所需的温度。射频强度：患者可接受的最高强度。②阶段Ⅱ，为了产生新的胶原组织和胶原重塑的效果，在本阶段组织的加热集中在成纤维细胞上。可设置治疗参数：模式Ⅳ、负压Ⅰ、射频强度为患者可接受的最高强度（能被患者接受的舒适强度）；治疗时间为14分钟；以画圈的移动方式覆盖治疗区域，以达到从不同的角度作用于目标细胞，并引发大量微小创伤以刺激人体自然修复进程。

（3）治疗时BC治疗头温度不超过42℃，FC治疗头温度不超过39℃。

3.注意事项

（1）治疗前后要饮用大量的温水，结合运动效果更佳。

（2）治疗中治疗部位出现瘀青、出痧属于正常现象，提前告知患者。

（3）生理期不建议做此治疗。

（4）治疗后做好手柄和电极的清洁与消毒。

（5）治疗会阴部时遵循无菌操作原则，防止交叉感染。

（6）禁忌证：①妊娠期妇女；②治疗部位有皮肤病的患者；③治疗部位存在文身或半永久化妆者；④安装心脏起搏器者、凝血功能障碍者、髋关节置换术者；⑤癌症患者；⑥治疗部位行肉毒素、填充注射者。

4.评价标准

（1）治疗部位无交叉感染的发生。

（2）患者对操作时产生的疼痛可耐受。

（3）治疗反应良好。

（4）治疗后无不良反应的发生。

（申　琳　姚美华）

第十二节　蓝极光痤疮治疗技术

蓝极光通过特制的介质阻挡数千伏高压放电，产生低温直接等离子。它通过等离子作用释放产生的带电粒子、自由基、紫外线等多种物质，可直接杀灭痤疮丙酸杆菌在内的多类细菌，消除皮肤炎症，加速皮损愈合。

1.操作流程

（1）操作者准备　衣帽整洁，洗手，戴口罩。评估患者治疗部位的皮肤情况，收集患者的一般资料、现病史、既往史、药物过敏史及有无治疗禁忌证等。

（2）用物准备　蓝极光痤疮治疗仪、面巾纸、毛巾、控油洁面产品、棉签、75%乙醇、0.1%稀苯扎溴铵溶液、碘伏、无菌纱布、一次性无菌手套。

（3）患者准备　了解蓝极光治疗痤疮的目的、方法、过程、预期效果及不良反应等，签署蓝极光痤疮治疗知情同意书；清洁治疗部位皮肤，拍照存档；对疼痛耐受差者治疗部位可外敷表面麻醉剂。

（4）根据患者的皮损部位，协助患者取舒适卧位，充分暴露治疗部位。

（5）外敷表面麻醉剂者应先彻底清除表面麻醉剂后，再进行治疗。

（6）常规消毒治疗部位皮肤及仪器治疗头，向患者做好解释工作。

（7）连接电源，根据患者病情调节相应的参数及时间。

（8）操作者戴一次性无菌手套，按开始键进行治疗。嘱患者闭眼，将治疗头贴紧皮损处进行来回滑动，一般全面部治疗时间为20分钟。

（9）治疗结束后，整理用物，洗手，脱口罩，向患者交待注意事项。

2.操作要求

（1）操作时请注意保持皮肤及治疗头的干燥，询问患者有无不适，如出现无法耐受刺痛感，应及时调整能量参数。

（2）对痤疮炎症较重部位可增加滑动次数。

（3）针对单个皮损定点治疗，采取反复滚动式接触方法；针对大面积的皮损治疗，采取滑动滚动方式，平贴皮肤表面，治疗面与皮肤间有轻微缝隙。

3.注意事项

（1）治疗后皮肤会出现轻微水肿、短暂红斑，一般3~4小时后慢慢恢复，可外用医用面膜进行冷湿敷，缓解皮肤的不适症状。

（2）根据痤疮严重程度及皮损的面积制定治疗周期，一般4~5次为一疗程。

（3）告知患者治疗后做好皮肤的保湿、防晒护理。

4.评价标准

（1）注射部位无交叉感染发生。

（2）治疗后无不良反应发生。

（3）治疗时能量参数选择合适。

（4）治疗后痤疮消退较快或痊愈。

（姚美华　申　琳）

第六章　皮肤美容患者健康教育

第一节　皮肤性质分析检测健康指导

皮肤性质分析检测技术是应用生物物理学、光学、电子学、信息技术和计算机科学等其他学科的理论与技术，检查、评价皮肤生理学和病理学特征的一门技术。VISIA皮肤检测仪是对皮肤的病理学特征进行定量分析的仪器，本节重点介绍VISIA皮肤检测仪。

1.治疗目的及意义

（1）通过VISIA皮肤检测仪可检测皮肤表面的问题，如皮肤表面的油脂含量、皮肤表面的色素含量、皮肤毛孔、纹理、皱纹等检测评价；还可检测隐藏在皮肤基底层的问题，如皮下血管和色素性病变、皮肤弹性评价等。

（2）皮肤性质分析检测技术可精确地、定量地诊断皮肤情况，为医师和患者提供精确、清楚的皮肤诊断报告，从而有效地进行皮肤治疗和护理。

2.健康宣教

（1）检测前常规使用洁面乳或清水彻底清洁皮肤，操作前检查皮肤清洁程度。

（2）戴好发箍或帽子，将多余的头发全部塞入帽子。拍摄时避免在额部、面部等发际线的边缘处留有毛发，否则仪器分析时会将毛发一同认定，导致结果出现偏差。

（3）拍摄前按要求完善患者基本信息，输入姓名、性别、治疗项目等，便于复诊查找。

（4）与患者做好沟通解释，取得主动配合，拍摄时摆好头部姿势，闭眼。拍摄过程中，获取影像的时间会持续几秒，嘱患者勿动，保持正确的拍摄姿势。如果拍摄时移动，就会出现影像发虚的现象，无法取得正确的分析数据。向患者介绍图像分析结果，根据分析结果告知患者日常皮肤护理中应注意的问题。

（5）打印皮肤分析检测结果，入档保存。

（6）注意仪器的日常维护与清洁，定期擦拭小室灯的光源处，避免灰尘影响分析结果。

（7）拍摄时光线较强，如果没有闭眼，可能会引起短暂的视力障碍、眼花，一般几秒钟后会自行恢复。

（王　晶　刘小加　王聪敏）

第二节　面部皮肤清洁技术健康指导

皮肤清洁技术是指使用皮肤清洁剂或仪器将皮肤表面的油脂、灰尘、污垢、细菌及老化的角化细胞去除，包括表皮清洁和深层清洁。表皮清洁即清除皮肤表面的灰尘、污垢；深层清洁是用物理方法或化学方法使角质层细胞软化、去除。

1.治疗目的及意义

（1）改善皮肤性质、肤色、延缓衰老，保持皮肤健康状态。

（2）通过皮肤清洁，可保持汗腺和皮脂腺分泌通畅，促进皮肤新陈代谢，增强皮肤对营养物质的吸收。

（3）为皮肤检测、治疗前做皮肤准备。

2.禁忌证

面部皮肤破损或存在感染病灶者禁止做皮肤清洁。

3.健康宣教

（1）拍照存档。

（2）卸妆必须用专用的卸妆液，先从眼部、眉毛、唇部开始，然后是其他部位。

（3）表皮清洁时根据皮肤性质选择适合的洁面产品涂于面部，用手指打圈按摩后再清洗干净。洁面产品一定要清除干净，切勿残留在面部，尤其注意鼻孔、耳边、发际线、下颌等部位，洁面产品在面部停留的时间不应超过2分钟。

（4）皮肤清洁后嘱患者注意防晒。紫外线照射可使机体产生过量的氧自由基，使细胞损伤、变性，皮肤易出现皱纹和松弛。因此，防晒对防止皮肤出现色素沉着、光老化的发生具有重要意义。

（5）皮肤清洁后嘱患者日常饮食应摄入多样、均衡和适量的营养成分，避免偏食，以增进皮肤的光泽和弹性，有助于预防皮肤衰老。油性皮肤者应少食高热量、高脂肪和辛辣刺激性食物。

（6）皮肤清洁后如出现皮肤紧绷、干燥、瘙痒、烧灼感等，一般因洁面产品使用不当引起，停用后可逐渐缓解或给予抗过敏治疗。

（王　晶　刘小加　王聪敏）

第三节　皮肤表面麻醉技术健康指导

表面麻醉是将穿透力强的局麻药物外敷于皮肤、黏膜表面，通过在皮层痛觉感受器和神经末梢处积聚表面麻醉剂，产生表皮层麻醉作用。表面麻醉药有可卡因、苯佐卡因、丁卡因等，常用于激光治疗的表面麻醉剂为混合2.5%利多卡因和2.5%丙胺卡因的复方制剂，如美国生产的EMLA和国产的复方利多卡因乳膏。

1.治疗目的及意义

（1）减轻患者激光治疗时的疼痛，缓解焦虑、恐惧情绪。

（2）良好的表面麻醉效果能促进患者较好地配合治疗，提高疗效。

2.禁忌证

（1）3个月以内的婴儿或正在接受高铁血红蛋白诱发剂治疗的3~12个月的婴儿。

（2）对表面麻醉药物过敏者。

3.健康宣教

（1）敷麻药前清洁局部皮肤，治疗部位用标记笔做好标识，拍照存档。

（2）严格掌握表面麻醉药使用剂量，在治疗部位皮肤表面均匀涂上一层厚度为1~2mm乳膏，封包敷膜增加药物透皮吸收，一般涂药时间为20~40分钟，最长可达2~5小时，黏膜部位5~10分钟起效。面部敷药封包时注意固定，加强观察，防止密封敷膜堵塞鼻孔，婴幼儿用药时应酌减用量。

（3）待麻药起效后，先用纸巾擦掉多余的药物，再用皮肤消毒剂消毒局部，待干后开始激光治疗。

（4）眼周涂药时需特别注意，药膏距眼睛需有一定距离，嘱患者不要频繁眨眼，避免药膏进入眼内，引起角膜刺激反应。

（5）涂药前详细询问药物过敏史，涂药后、治疗前应加强观察，一旦出现过敏症状，及时对症处理。

（6）光动力治疗时，是否能用表面麻醉剂来减轻疼痛尚没有严格定论，但有观点认为现有的光敏剂能与利多卡因等药物相互影响，可能会降低治疗效果，因此不建议在光动力治疗中使用。

（刘小加　王聪敏）

第四节　皮肤表面冷疗法健康指导

冷疗法是将比人体体温低的物理因子（冷水、冰、蒸发冷冻剂等）作用于患部而进行治疗的一种物理疗法。临床中常应用于皮肤科的冷疗法包括冷湿敷法和冰敷法。本节重点介绍皮肤激光治疗后的冷湿敷法。

冷湿敷法是通过低温的物理作用，收缩扩张的毛细血管，减轻局部的灼热不适感，同时还能降低感觉神经的兴奋性，抑制皮脂分泌，以达到抗过敏、消炎消肿、舒缓止痒的目的。

1.治疗目的及意义

（1）冷湿敷法具有清洁、消炎、止痒的功效。皮肤经湿敷后，由于液体蒸发使血管收缩，体表温度降低，渗出减少，水肿消退。

（2）可使皮肤局部温度降低，镇静末梢神经，达到止痒作用。

（3）冷湿敷法适用于急性渗出性皮损，如急性湿疹、皮炎及较小面积的皮肤糜烂等；也可用于渗出少、红肿明显、皮肤感染糜烂者。

（4）激光治疗后，即刻冷湿敷可减少残余热对邻近组织的热副作用，既可减轻局部组织水肿、减少水疱出现，又可增加激光治疗后舒适度，缓解激光治疗后局部灼热感。

2.健康宣教

（1）冷湿敷药液应现配现用，禁止重复使用。

（2）冷湿敷面积不宜过大，不能超过体表面积的1/3，以免出现感染或药物中毒。

（3）激光治疗后，即刻冷敷，冷敷敷料温度要求为4~5℃，时间为15~20分钟。一般不建议冰敷，以防冻伤组织。

（4）冷湿敷垫要保持清洁，须与皮肤紧密接触。

（5）非一次性用物使用后必须清洁并高压消毒。

（6）护士在操作过程中，注意观察患者的反应，如果患者出现不适，应立即停止操作，并及时处理。

（王　晶　刘小加　王聪敏）

第五节　强脉冲光治疗健康指导

强脉冲光（IPL）虽然不是激光，但其工作原理与激光一样，同样遵循着选择性光热作用原理。强脉冲激光是多色光源，发射波长400~1200nm的宽光谱脉冲光。这些设备使用滤光片缩窄波长范围，选择性作用于皮肤中不同深度的结构。临床上根据不同的治疗要求，在治疗时脉冲强光可采用不同的滤光片，从而获得不同区间的光进行相应的治疗。

1.治疗目的及意义

（1）IPL治疗色素斑、血管性皮肤病、皮肤光老化和脱毛等。

（2）强脉冲光治疗系统作为一个治疗平台，能解决多种皮肤问题，具有治疗不良反应少、安全性高的特点。

2.禁忌证

（1）近期有暴晒史者。

（2）对光敏感或近期服用过光敏药物者。

（3）卟啉病患者。

（4）个人或家族中有瘢痕体质者。

（5）皮肤恶性肿瘤或癌前病变者。

（6）患糖尿病、心脏病等严重疾病者。

（7）妊娠期或哺乳期患者。

（8）患有进展期银屑病、白癜风等易出现同形反应者。

（9）治疗部位皮肤破损或存在感染病灶者。

3.健康宣教

（1）用洁面乳或清水清洁治疗部位皮肤，拍照建档，签署治疗同意书。

（2）操作者及患者佩戴激光防护镜，治疗区域均匀涂抹冷凝胶，厚度为1~2mm，如肤色较深或在额头部位时，可适当增加涂抹的厚度。

（3）治疗后将治疗部位的冷凝胶轻轻去除，并立即进行冷敷15分钟左右。对治疗反应较严重或血管性疾病者应延长冷敷时间。观察患者治疗后是否出现色素沉着、红肿、水疱、紫斑等不良反应，并做好记录。

（4）治疗后1个月内需注意严格防晒和保湿，以缓解皮肤干燥、脱屑症状，可根据皮肤类型选择温和的医学护肤产品，以增加皮肤所需要的水分、营养，增加角质形成细胞活力，修复皮肤屏障功能，增强强脉冲光的治疗效果。

（5）治疗后如出现刺痛、灼热、红肿、紧绷、水肿及皮肤瘙痒、过敏等反应，通常是强脉冲光治疗后的正常反应，给予冷敷即可缓解。适当使用具有抗刺激、抗炎、抗过敏等功效的医用敷料或面膜，能更好地缓解治疗后的不适症状。面膜使用之前最好冷藏，对治疗后的皮肤有良好的镇静作用。

（6）强脉冲光治疗虽并发症少，但还是应提醒患者，如有不适及时复诊。

（余　婷　刘小加　王聪敏）

第六节　射频治疗健康指导

射频治疗属于非剥脱性的紧肤治疗，用于皮肤美容的主要射频有单极射频、双极射频和多极射频。射频能量可作用于皮肤深层，组织对射频能量的吸收取决于组织中含水和电解质的成分，与皮肤黑色素无关，克服了表皮屏障作用，在保护表皮的同时可促进新的胶原增生，重新排列，从而达到去皱紧肤的目的。

1.治疗目的及意义

射频治疗技术主要是保持皮肤年轻化，用于治疗皮肤松弛、皮肤橘皮样改变，减少皱纹等。

2.禁忌证

（1）体内有植入物如心脏起搏器、金属支架或金属接骨板等患者。

（2）有癌症病史者。

（3）严重并发症患者，如糖尿病、充血性心脏病、癫痫症等。

（4）使用免疫抑制类药物或患有免疫抑制类疾病者。

（5）妊娠或哺乳期妇女。

（6）凝血功能障碍或使用抗凝血药物者。

（7）治疗部位皮肤破损或存在感染病灶者。

（8）瘢痕体质者。

3.健康宣教

（1）用洁面乳或清水清洁治疗部位皮肤，拍照存档，签署治疗同意书。

（2）尽量不要使用表面麻醉药物，更不应该使用其他任何麻醉方式，例如局部注射或神经阻滞麻醉。疼痛是人体器官的一种自然防御反应，这样可以避免灼伤及相应的后遗症。如果电热效应太高而患者由于过度麻醉的原因不能感觉到相应的痛感，可能会伴发严重的组织损伤。另一方面，太少的热效应可能达不到足够的疗效。

（3）治疗后即刻冷敷10~15分钟，以减少疼痛和可能的热损伤。

（4）治疗后1个月内嘱患者注意防晒，防止皮肤出现色素沉着、光老化，外出涂抹防晒霜（SPF 15以上，PA+++以上）。

（5）治疗后注意保湿。射频热效应及其他相关生物学效应，可影响皮肤的屏障功能，应根据皮肤类型选择温和的医学护肤品，以增加皮肤所需要的水分、营养，增加角质形成细胞活力，修复皮肤屏障功能。

（6）治疗后如出现皮肤灼热、红肿，一般是暂时性的，可自行恢复，嘱患者2日内局部避免接触热水，避免剧烈运动。

（7）射频紧肤虽并发症较少，但还应该提醒患者，如有不适及时就诊，以便得到及时正确的处理。

（王　晶　刘小加　王聪敏）

第七节　红蓝光治疗健康指导

红蓝光治疗仪选用窄谱光源所发出的一种冷光，不产生高热，不会灼伤皮肤，将其光能转为细胞内能量，是治疗痤疮和嫩肤比较安全而且疗效显著的仪器。用红光和蓝光结合起来治疗痤疮是一种新的治疗方法，可很好地清除炎性及囊肿型痤疮，并改善免疫机制。

1.治疗目的及意义

（1）清除痤疮（青春痘、暗疮、粉刺、脓包）、脱敏、黑斑。

（2）美白，亮肤，收缩毛孔，改善色斑、面色暗黄、神经麻木。

（3）消除皱纹、疲劳，舒缓压力，改善睡眠。

（4）修复受损皮肤，细化皱纹、表情纹，增加皮肤弹性，改善皮肤松弛。

（5）蓝光：杀菌，调节免疫；红光：消炎，可减少痤疮瘢痕形成。

2.禁忌证

（1）使用光敏性药物者及光敏性疾病和精神病患者。

（2）在治疗中由于患者个人原因未按要求完成疗程、不能按时接受随访或使用了干扰临床观察药物的患者。

（3）新陈代谢紊乱及白化病患者。

（4）妊娠或哺乳期妇女。

（5）患有严重的心、肝、肾功能损害者。

3.健康宣教

（1）治疗前用控油洁面乳清洁治疗部位皮肤，拍照建档，签署治疗同意书。

（2）充分暴露治疗部位，照射距离应保持在有效范围之内，保证照射的有效性。戴防护眼罩保护患者眼睛，尤其是照射头面部时，避免引起眼炎或角膜炎。

（3）根据病情选择红光或蓝光，一般炎症比较明显的患者选择使用蓝光，炎症比较轻或明显消退的患者选择使用红光，照射时间为20~30分钟，照射距离为10cm左右，照射剂量为40~60J/cm²。每周照射红蓝光两次，光照间隔不小于48小时，4周共8次为一疗程。

（4）照射后3~4天，注重皮肤修复，尽量使用无刺激性的洗面奶清洁，保持患部干净、清爽。

（5）红蓝光祛痘后24小时内不要饮酒，不吃辛辣刺激性食物；72小时内不能使用化妆品，否则较易造成色素沉着。

（6）由于红蓝光治疗青春痘后皮肤相对敏感，故治疗后应注意防晒、补水。皮肤进行清洗时要尽量轻柔，可选用一些水性补水品进行适当补水，忌用具有强挥发性、油性的补水用品。紫外线较强烈时尽量减少外出，出门时最好使用遮阳伞或涂抹防晒霜。

（7）治疗期间尽量不用或少用刺激性化妆品等，化妆可严重影响治疗效果。

（余　婷　刘小加　王聪敏）

第八节　二氧化碳激光治疗健康指导

二氧化碳激光是不可见光，可释放10600nm红外线波长，使用波长为633nm的氦氖激光或红色的半导体激光作为瞄准光。该波长被组织中的水强烈吸收并迅速加热而汽化，其热效应能有效地烧灼、切割、汽化组织，达到治疗目的。

1.治疗目的及意义

（1）二氧化碳激光主要用于治疗各种皮肤赘生物，如寻常疣、尖锐湿疣、毛发上皮瘤、汗管瘤、软纤维瘤、睑黄瘤、脂溢性角化、各种色素痣等。

（2）局限性毛细血管扩张、蜘蛛痣、酒渣鼻等浅表毛细血管扩张性损害。

（3）恶性病变如浅表基底细胞癌。

（4）带状疱疹及后遗神经痛、慢性溃疡、寒冷性多形红斑、毛囊炎、疖和疖病、化脓性甲沟炎、结节性红斑及斑秃等，可用二氧化碳激光低功率扩束局部照射。

（5）二氧化碳激光皮肤重建术用于治疗皱纹、痤疮瘢痕和皮肤光老化。

（6）当前在我国激光医学美容的临床应用中，二氧化碳激光是最常用的，操作和维护方便，有利于临床推广。

2.禁忌证

（1）全身性红斑狼疮等自身免疫性疾病者。

（2）瘢痕疙瘩者。

（3）最近一年内使用维A酸药物者。

（4）不接受磨削术风险者。

（5）对治疗期望值过高及不稳定个性者。

（6）治疗部位皮肤破损或存在感染病灶者。

3.健康宣教

（1）拍照存档，签署治疗同意书。根据治疗需要选择外涂局麻药物软膏或局部注射麻醉。

（2）充分暴露治疗部位，协助患者摆好体位，常规消毒。保护患者眼睛，嘱其勿随意乱动，以免激光束扫至非治疗区域，引起灼伤等并发症。

（3）即刻创面外涂湿润烧伤膏，厚约1mm，用药一周，每3~4小时换药一次。

（4）少部分患者治疗后局部出现肿胀、瘀斑、水疱或有少许渗液，属于治疗后的正常反应，可继续外涂烧伤膏。

（5）治疗后部分结痂患者，禁搔抓创面，禁接触生水和护肤品。

（6）如遇外用药物过敏反应，局部发生瘙痒、丘疹等症状，一定要及时复诊，及时更换外用药物。

（7）治疗区域严格防晒1个月，创面愈合后，避免日光及接触光敏性药物，减少户外运动，外出涂抹防晒霜（SPF 15以上，PA+++以上）。

（8）治疗后一个月内嘱患者饮食宜清淡、忌油炸和辛辣刺激性食物。戒烟酒，因烟草中的尼古丁被吸收后刺激小血管引起血管痉挛，影响创面的血运，延缓创面愈合。

（9）少数患者治疗后可能出现色素沉着，多为暂时性的，可自行恢复，注意延长防晒时间。如出现色素减退或浅表瘢痕应及时复诊，对症处理。

（刘小加　王聪敏）

第九节　点阵激光治疗健康指导

点阵激光治疗是一种新型的治疗技术，是基于局灶性光热作用，通过点阵刺激能均匀地启动皮肤的修复程序，最终导致表皮和真皮在内的全层皮肤发生重塑和重建，达到治疗目的。目前进行局灶性光热作用的点阵激光光源主要有二氧化碳激光（波长10600nm）、铒激光（波长2940nm）、glass：YAG激光（波长为1550nm）。

1.治疗目的及意义

（1）主要用于皮肤重建、痤疮瘢痕和外科瘢痕、皱纹、浅表色素增生等治疗。

（2）点阵激光技术具有损伤范围小，创面愈合快，不良反应少的优点。

2.禁忌证

（1）期望值不现实的患者。

（2）近一个月内有晒伤史或治疗后可能暴晒者；近6个月内使用异维A酸药物者。

（3）不能遵医嘱进行治疗后护理的患者。

（4）Fitzpatrick Ⅲ型以上皮肤类型的患者，全身性红斑狼疮等自身免疫性疾病患者。

（5）瘢痕倾向和青春期等体内激素水平较高的患者。

（6）传染性疾病活动期、疱疹病毒感染活动期者。

（7）糖尿病、血糖未控制者或其他结缔组织疾病患者。

（8）治疗部位有皮肤炎症、感染、肿瘤者。

（9）妊娠、哺乳期妇女。

3.健康宣教

（1）治疗部位常规清洁，拍照建档，签署治疗同意书。

（2）治疗部位用标记笔做好标识，治疗区域外涂局部麻醉剂，涂抹范围为超出治疗部位边缘0.5~1cm，涂抹厚度约5mm，封包1小时以上。

（3）去除麻药，常规消毒治疗区域待干，保护患者眼睛，防止激光灼伤。嘱患者勿随意乱动，以免激光束扫至非治疗区域，引起灼伤。

（4）治疗后创面即刻外涂厚约1mm的美宝湿润烧伤膏，每间隔3~4小时清理创面和更换新药一次，始终保持创面在一个立体的生理湿润环境下，逐步液化、清除创面坏死组织、修复创面和实现创面皮肤组织的原位再生。

（5）连续用药两周，用药期间创面忌搔抓、碰压，特别是结痂后严禁外力抠除痂皮，让其自然脱落；保留皮屑，有利于上皮修复；避免创面接触水及刺激性消毒剂，以免新生的上皮被剥脱、破坏，发生红斑等并发症。出现过敏症状及时停药，改用其他抗菌药、软膏。

（6）采用湿润暴露疗法时，环境温度维持在28~32℃，湿度保持在40%~60%，患者的体表温度维持在36.5~37.5℃（该温度是人体组织、细胞培养的理想温度）。

（7）治疗3~4天后如有轻度水肿、结痂、轻度疼痛、痒，可给予消肿、止痛药物进行对症处理。若既往有疱疹病毒感染病史，术后应口服阿昔洛韦3~5天抗病毒治疗。

（8）术后1个月内严格防晒。因创面愈合后，皮肤角质层形成需2~3周，此时对紫外线的隔断作用较弱，分布在基底层的黑色素细胞容易受紫外线激惹增殖，因此，物理防晒（打伞）和化学防晒（防晒霜）措施是必需的，否则有色素沉着发生的风险。对于色素脱失的患者治疗后遵医嘱可予以日光照射。

（9）术后1个月内禁吸烟、禁饮酒，忌辛辣刺激性食物。

（10）点阵激光治疗模式不同，恢复的时间略有差异，例如：Deep FX：5~7天；Active FX：7~10天；超脉冲模式（UP）：10~15天；Scaar FX：5~8天。

（11）遵医嘱定期复诊、随访。点阵激光治疗瘢痕时，若过分追求一次治疗的最大改善，损伤超过了机体的自身修复能力，可导致纤维化愈合的结果，产生瘢痕症状的加重。因此治疗需医师根据瘢痕的成因、形成时间、质地、部位和厚度以及伴随症状制定治疗方案，因人而异，定期复诊，规范、连续治疗很重要。

（王 晶 刘小加）

第十节　脉冲染料激光治疗健康指导

脉冲染料激光（PDL）被认为是鲜红斑痣和小管径毛细血管扩张的标准治疗，常用的PDL发射585nm或595nm的光，用于治疗鲜红斑痣、血管瘤、毛细血管扩张等各种血管性疾病，并取得了良好的效果。近年来出现了更长波长（595nm和600nm），更大光斑、更长脉宽和更高能量密度的PDL激光，提高了对深部血管性疾病的疗效。

1.治疗目的及意义

（1）治疗皮肤血管异常性疾病，包括血管瘤、蜘蛛样血管瘤、血管痣、毛细血管扩张、鲜红斑痣、血管角皮瘤、增生性瘢痕等。

（2）此类疾病多发生于暴露部位，影响患者容貌。对于儿童期的部分血管瘤，应早期综合干预治疗。

2.禁忌证

（1）口服异维A酸者。

（2）有瘢痕疙瘩病史者。

（3）妊娠期妇女。

（4）有凝血功能障碍病史或使用抗凝药物者。

（5）有活动性感染者。

（6）使用激素或有内分泌病史者。

3.健康宣教

（1）常规清洁治疗部位皮肤，拍照存档，签署激光治疗同意书。

（2）充分暴露治疗区，根据治疗需要外涂表面麻醉剂封包30~60分钟后即可治疗。对于有毛细血管扩张、红斑患者，不提倡使用表面麻醉剂，因可引起局部血管收缩，皮肤变白，靶色基颜色变浅。如需使用，可注射局部麻醉药物。年龄小于

3个月患儿治疗时不宜使用表面麻醉剂，较大皮损患儿外敷表面麻醉剂的时间不宜太长。

（3）去除麻药，局部皮肤常规消毒。操作者及患者佩戴激光防护镜，注意保护眼睛。染料激光应用中不可避免发生少量染料溶液外溢的情况，治疗室应每日定时通风且不能有易燃易爆物品。

（4）治疗完毕局部立即冷敷15分钟。对治疗反应较严重或血管性疾病者应延长冷敷时间，观察患者治疗后是否出现色素沉着、红肿、水疱、紫癜等不良反应，并做好记录。

（5）冷敷后创面立即涂抹烧伤膏，厚度约1mm，每3~4小时换药一次，每次涂药前用无菌棉签将分泌物及残余的药物轻轻蘸去，连续用药7~10天，用药期间保证创面24小时有药，勿进生水，不要用酒精或络合碘消毒，涂药至创面愈合。少部分患者术后出现局部肿胀、瘀斑、水疱或少许渗出，属治疗后的正常反应。如遇外用烧伤膏过敏反应，局部发生瘙痒、丘疹、渗液、肿胀等症状，请立即停用、复诊，更换药物。

（6）治疗后饮食忌辛辣刺激性食物1个月，避免日晒1个月。

（7）治疗后如出现色素改变（色素沉着或减退现象）、浅表瘢痕等并发症，请及时复诊，尽早对症处理。

（余　婷　刘小加　王聪敏）

第十一节　调 Q-开关激光治疗健康指导

调Q-开关激光技术是应用选择性光热作用原理，经Q-开关技术进行调试后，释放出高强能量密度、极短脉冲宽度的一种治疗方法。目前Q-开关激光有四种：倍频Q-开关Nd：YAG532nm激光、Q-开关红宝石激光、Q-开关翠绿宝石激光和Q-开关Nd ：YAG1064nm激光。由于它的脉冲宽度短于黑素小体的热驰豫时间，故已被用作选择性针对黑小体的手段来治疗色素性疾病。

1.治疗目的及意义

（1）治疗皮肤表皮和真皮色素增加性皮肤病，如太田痣、获得性太田痣样斑、咖啡斑、文身、异物文身、黄褐斑、黑变病、雀斑、雀斑样痣、脂溢性角化等。

（2）这类疾病多发生于暴露部位，影响容貌的同时，给患者带来巨大心理压力及自卑，激光治疗后能改善患者身体容貌及心理状态。因此激光治疗具有重大的医学和社会意义。

2.禁忌证

（1）瘢痕体质者。

（2）妊娠期或哺乳期妇女。

（3）治疗部位皮肤破损或存在感染病灶者。

3.健康宣教

（1）治疗前清洁治疗部位皮肤，拍照建档，签署激光治疗同意书。

（2）对于去除文身的患者，治疗前应做好沟通解释：皮损大小、患者年龄、解剖部位、文身时间长短、色料的颜色是确定治疗效果是否理想的主要因素。深蓝和黑色文身激光治疗效果最好；而黄色、红色、绿色的色素反应差或仅部分可去除；避免治疗白色或肉色文身，因为这类文身经激光治疗后，可能会转变为永久性的不能被清除的深黑色或灰色斑。

（3）根据患者情况（面积大小、部位、对疼痛的感知）选择使用局麻药物外涂，从而减轻患者的疼痛。一般治疗黄褐斑或面积较小的皮损可不使用表面麻醉；去除文身及较大皮损时建议使用表面麻醉。

（4）注意眼睛的防护，操作者及患者佩戴防护镜，Q-开关激光能引起永久性视网膜损伤。靠近眼睛的色素性皮损治疗时注意保护好患者眼睛，尤其是不能配合的婴幼儿。治疗室外贴激光危险标识，治疗室不能有反光材料。

（5）术后即刻冷敷10~15分钟，要求使用4~5℃敷料（不建议冰敷），冷敷可减轻血管充血水肿现象，增加激光治疗后的舒适度，缓解激光治疗术后局部的灼热感。

（6）指导外用涂药：请遵医嘱使用烧伤膏，用药一周，每3~4小时换药，药物厚度约1mm，以创面油性发亮为度。术后创面如结痂，痂皮任其自行脱落，忌接触生水和酒精等刺激性消毒剂。用药期间忌外用护肤品和去除色素的药物。

（7）创面愈合后，避免日晒1个月及接触光敏性药物，减少户外运动，外出涂抹防晒霜（SPF 15以上，PA+++以上）。

（8）治疗后1个月内禁吸烟、饮酒；近两周内禁服阿司匹林、保泰松等药物。忌辛辣如辣椒、胡椒、姜等刺激性食物。

（9）若有色素沉着、表浅瘢痕、色素减退、感染等并发症发生，请尽快复诊，尽早处理。

（王　晶　刘小加　王聪敏）

第十二节　激光脱毛治疗健康指导

激光脱毛是建立在选择光热作用的基础上，在特定波长、脉宽、能量密度下，对色素靶目标精确实施选择性热损伤，毛囊和毛干中丰富的黑色素吸收光能后，温度急剧升高，从而导致毛囊组织的破坏，将毛发去除。

1.治疗目的及意义

（1）通过激光脱毛可以去除多余毛发，目前是安全、快捷、长久的脱毛技术。

（2）多余毛发是困扰大多数女性及少数男性的一个普遍性的美容问题，不但造成患者生活不便，而且会引起心理负担。因此，去除过多的毛发具有重大的医学和社会意义。

2.禁忌证

（1）瘢痕体质者。

（2）妊娠或哺乳期妇女。

（3）近6周内使用过其他方式脱毛的患者，如蜡脱等。

（4）近期服用光敏药物的患者或治疗前6个月内服用过维A酸类药物者。

（5）治疗部位皮肤破损或存在感染病灶者。

（6）治疗前1个月内有暴晒致皮肤较黑者。

3.健康宣教

（1）治疗区域拍照存档，签署激光治疗同意书。

（2）清洁治疗部位后备皮，首先在治疗部位均匀涂抹冷凝胶，然后顺着毛发的生长方向剃净毛发。对于疼痛较敏感或者毛发较浓密的患者可采用表面麻醉剂，封包0.5~2小时。

（3）操作者及患者戴好防护眼镜，治疗区域均匀涂抹冷凝胶，设置参数，开始治疗。

（4）治疗后即刻冷敷15~20分钟，减少热损伤的可能和疼痛感。

（5）治疗当天治疗部位不要使用肥皂和其他清洁产品。建议每次治疗后一周内，在治疗部位一天两次涂抹芦荟胶等，这些药物中含有特定成分，能使皮肤感到舒适。

（6）治疗后4周内不要暴晒，不要拔毛、刮毛，不要使用热蜡去毛或间接去毛，因为这些方法会降低治疗的有效性。

（7）尽管目前脱毛技术相当成熟、有效，但是要达到绝对意义上的永久性脱毛是非常困难的，只能做到相对永久性除毛，治疗前应做好解释和沟通。

（8）最佳的治疗反应是皮肤毛囊口红肿、凸起，粗而黑的毛发是激光脱毛的理想适应证，如腋窝、发际、四肢、胸腹部、比基尼等部位，治疗效果好、次数少，3~5次即可；上唇毛发相对较细、颜色较浅，治疗效果相对较差，需要治疗7~10次。治疗间隔周期：腋窝、发际、四肢等部位毛发生长相对缓慢，可间隔6~8周；而唇部、面颊、眉间等部位毛发生长相对活跃，治疗间隔4周左右。另外肤色较深的患者治疗效果相对较差，治疗需要个体化。

（9）激光脱毛虽并发症较少且能自行恢复，但还应提醒患者，如有不适及时复诊。

（王　晶　刘小加　王聪敏）

第十三节　铒激光治疗健康指导

铒激光波长为2940nm，和水的最大吸收峰一致，可被水极强地吸收。由于铒激光的能量几乎完全被水所吸收，能量转换率极高，而脉冲宽度仅在数毫秒内或更短，因此富含水分的皮肤组织一旦被铒激光击中就会直接被汽化；同时由于脉宽极短，热能又很少传递到周围组织，因此铒激光具有精确的表皮磨削功能，并且磨削创面残留的坏死组织很少，有利于皮肤组织的快速愈合。

1.治疗目的及意义

（1）铒激光在临床中常用于治疗面部老化（口周除外）、瘢痕、黄褐斑、眶周皱纹、颈纹等。

（2）由于铒激光本身的特点，治疗明显要温和些，术后的并发症也相应较少。

2.禁忌证

（1）患有糖尿病、难治性高血压、心血管疾患或肺部疾患等内科疾病者。

（2）局部皮肤有活动性单纯疱疹、活动性痤疮者。

（3）活动期银屑病、白癜风、严重的湿疹等易出现同形反应者。

（4）瘢痕体质者。

（5）期望值过高或不合作者。

（6）近6个月内使用异维A酸者。

3.健康宣教

（1）治疗前清洁治疗部位皮肤，拍照建档，签署治疗同意书。

（2）治疗部位充分暴露，外涂局部麻醉药物如复方利多卡因软膏，封包30~60分钟。

（3）去除麻药，局部常规消毒待干。根据患者年龄、皮肤类型、治疗部位、皮损情况等选择治疗参数。

（4）术后即刻冷敷10~15分钟，以减少疼痛和可能的热损伤。

（5）指导外用涂药：请遵医嘱使用烧伤膏，用药一周，每3~4小时换药1次，药物厚度约1mm，以创面油性发亮为度。

（6）创面愈合后，避免日光及接触光敏性药物，减少户外运动，外出涂抹防晒霜（SPF 15以上，PA+++以上），术后禁止暴晒，1个月内做好防晒护理。

（7）术后创面痂皮任其自行脱落，忌接触生水和酒精等刺激性消毒剂。创面愈合后近期避免使用刺激性强的护肤品，应根据皮肤类型选择温和的医学护肤产品。

（8）忌辛辣如辣椒、胡椒、姜等刺激性食物一个月。

（9）若有色素沉着、红斑、表浅瘢痕、色素减退、感染等并发症发生，请尽快复诊，尽早正确处理。

（王　晶　刘小加　王聪敏）

第十四节　化学换肤术健康指导

化学换肤术是将化学药液涂在皮肤表面，针对皮肤问题，通过化学药液破坏一定深度的皮肤，让相应层次皮肤组织重新修复，以达到调整肤质、肤色的一种医学美容技术。目前临床上应用最广泛的换肤液是果酸。

1.治疗目的及意义

（1）治疗痤疮、黄褐斑、皮肤光老化，对各种类型鱼鳞病和毛发苔藓等疾病有很好的疗效。根据其具有减轻角质层粘连性的特点，辅助治疗银屑病、甲真菌病，加强治疗银屑病及抗真菌药的疗效、缩短治疗时间。

（2）果酸换肤不仅是换肤美容方法之一，而且在皮肤科治疗疾病中得到了广泛应用。

2.禁忌证

（1）对化学换肤溶液过敏者。

（2）妊娠或哺乳期妇女。

（3）治疗部位皮肤破损或存在感染病灶者。

（4）近6个月内口服过维甲酸类药物者。

（5）日晒伤者。

（6）瘢痕体质者。

3.健康宣教

（1）常规清洁治疗部位，拍照存档，签署治疗同意书。

（2）化学换肤治疗尤其是浅层换肤时，不可能出现立竿见影的效果，而且或多或少都有炎性恢复期。治疗开始前，应向患者做详细的讲解和沟通，让患者了解该治疗的过程和风险，并对于治疗效果有一个合理的期望值。

（3）治疗时可能发生眼睛损伤，操作时要小心，必要时使用眼罩或眼膏保护。

（4）治疗后即刻给予冷敷10~15分钟，或者敷冷藏的医用面膜，皮肤反应缓解后，涂抹保湿霜及防晒剂。

（5）治疗后1个月内注意严格防晒及保湿。

（6）刷酸后的几个小时至一周内可能会出现刺痛感、痒、灼热感、脱皮等，一般可自行恢复，告知患者可自行冷敷。另外，换肤后要轻柔洗脸，不要用力擦拭，以免刺激换肤部位皮肤。

（7）若有色素沉着、色素减退、感染等并发症发生，尽快复诊，尽早正确处理。

（8）换肤治疗是一种非常重要的治疗手段，对于抗衰老和治疗一些浅表性的皮肤病有很好的效果。操作者要根据治疗需求制定换肤方案，选择合适的换肤剂，严格控制换肤时间；需根据患者的反应，在整个疗程中不断地做调整才能获得最佳治疗效果。

（王　晶　刘小加　王聪敏）

第十五节　水光针治疗健康指导

水光注射也称"水光vela"注射，是指把透明质酸经由注射方式补充进皮肤的过程，注射时使用特殊设计的注射器，非一般镭射手术。随着年龄的增长，皮肤内的透明质酸也会减少，依据人体内透明质酸减少的程度，皮肤出现不同程度的老化，注射透明质酸进入皮肤的真皮层内可补充人体不足的透明质酸，使肌肤保湿滋润。

1.治疗目的及意义

（1）将透明质酸注入真皮层，使肌肤充满水分、改善皱纹、恢复弹性，起到美白、提升、紧肤、补水的作用。

（2）适应证：包括皱纹、粗大毛孔、皮肤松弛下垂；雀斑、日光斑、老年斑、黄褐斑、色素沉着等色素性疾病；毛细血管扩张症、皮肤潮红、酒糟鼻、红斑性痤疮等血管性疾病；皮肤黯沉、光洁度低、皮脂分泌多、青春痘等。

2.禁忌证

皮肤病、皮肤破损或发炎、处于过敏状态皮肤者。

3.健康宣教

（1）了解患者有无过敏史，术前1~2周有无服用抗凝类、血管扩张类、激素类药物，如阿司匹林等。避开月经期。

（2）了解患者半年内有无进行面部整形手术或镭射手术，以及植入任何医用材料。注射部位皮肤有无瘢痕、溃疡、肿瘤、感染病灶存在等情况，如有遵医嘱视情况延迟治疗，避免发生局部感染。

（3）治疗前局部皮肤常规清洁，拍照存档，签署治疗同意书。局部敷表面麻醉剂、封包40分钟左右，待麻醉起效后，方可注射。

（4）注射前检查确认仪器及药物，术区皮肤常规消毒待干。

（5）注射过程加强观察，掌握患者身体及心理状况，确保治疗顺利进行。

（6）注射填充剂按说明保存，一人一剂一针头，未用完针剂不可回收。

（7）水光注射后注射部位出现散在的红斑或者浮肿，注意不要用力摩擦注射部位，当晚可用水清洗面部，瘀青部分几天后会消失，可稍加化妆，注射后3天即可正常化妆。交待患者每天不低于2L水的摄入。

（8）注射1周内禁烟、禁酒；桑拿、汗蒸、运动等产热的运动最好回避；糖尿病患者避免上述运动时间在3周以上。

（9）注意防晒，尽量避开强烈的紫外线照射。

（10）部分患者注射后出现局部皮肤发红、水肿，是针头对皮肤的轻微刺激反应，即刻给予冷敷，一般2天后症状可自行消除。

（王　晶　刘小加　王聪敏）

第十六节　微针治疗健康指导

微针治疗技术是利用定位针上许多微小针头滚动刺激皮肤，使皮肤形成很多微细管道，定位、定层、定量地将多种营养及活性成分直接导入到皮下组织迅速被肌肤组织吸收，发挥治疗作用的一种方法。微针会对表皮、真皮甚至皮下组织造成损伤，皮肤组织在修复过程中，调动各种修复因素，使新生的胶原增多、胶原重组重排、胶原活力增强及弹性恢复等，达到紧致皮肤的目的。

1.治疗目的及意义

（1）用于改善皮肤性质、肤色、色素沉着、痤疮印迹、光老化皮肤等以及皮肤的日常保养护理。

（2）因独特的经皮给药模式，安全、可靠且操作简单，可应用于日常的皮肤护理及某些皮肤疾病的治疗。

2.禁忌证

（1）对导入药物成分或金属过敏者。

（2）治疗部位皮肤破损或存在感染病灶者。

（3）妊娠或哺乳期妇女。

（4）瘢痕体质者。

3.健康宣教

（1）用洁面乳或清水清洁面部皮肤，拍照建档，签署治疗同意书。对疼痛较敏感的患者可给予外敷表面麻醉剂（一般情况不建议使用）。

（2）治疗区域常规皮肤消毒，再用生理盐水清洁。治疗前询问患者是否有药物、护肤品和金属类物品过敏史。

（3）根据治疗的需要和患者皮肤的情况选择合适大小的微针，直径为0.25~0.5mm的微针，适用于日常皮肤护理；直径为1.0~2.5mm的微针，适用于皱纹、瘢痕等。一般女性建议选择小号的微针，男性选用大号的微针。

（4）操作手法轻柔，力度适中，注意滚动时用力方向要与微针轴一致。边滚动边涂抹药物直至治疗结束，注意勿划伤皮肤。

（5）治疗后即刻给予冷敷或无菌修复面膜外敷30分钟，治疗后24小时内治疗部位皮肤禁止沾水，1周内避免剧烈运动、游泳、桑拿等，48小时后可化妆。同时治疗后近期勿使用刺激性成分产品，如果酸、水杨酸、左旋C原液和去角质产品及含乙醇成分的护肤品，以防皮肤出现干燥、脱皮、紧绷感。

（6）治疗后1个月内严格防晒。

（7）治疗后如个别患者出现皮肤疼痛、微红，属正常现象，给予冷敷或外敷冷藏的修复面膜即可缓解。如出现疱疹、病毒、细菌感染等情况应告知患者及时复诊。

（余　婷　刘小加　王聪敏）

第十七节　瘢痕治疗健康指导

瘢痕是指各种创伤后所引起的正常皮肤组织的外观形态和组织病理学改变的统

称。皮肤损伤在愈合的过程中，胶原合成代谢功能失去正常的约束控制，持续处于亢进状态，以致纤维组织细胞过度增生。瘢痕内进行皮质类固醇激素药物注射是常用治疗瘢痕的方法。

1.治疗目的及意义

它通过抑制成纤维细胞的增殖、促进其凋亡，增加胶原蛋白的降解，促进瘢痕内蛋白分解；还可使血管闭塞、血流中断、营养缺乏，最后使瘢痕组织萎缩，从而达到治疗瘢痕的作用。

2.禁忌证

骨质疏松症、糖尿病、慢性感染性疾病、结核病、消化性溃疡、高血压症、青光眼、糖皮质激素过敏者禁用；妊娠期、哺乳期妇女慎用。

3.健康宣教

（1）注射后局部皮肤可能会变为紫红色，会伴有短暂的疼痛等不适，请勿抓挠。

（2）注射后需轻压穿刺点至不出血，局部24小时内避免沾水，并保持注射部位的清洁、干燥。

（3）当治疗部位出现明显红、肿、热、痛、严重瘙痒或其他异常情况时，需及时复诊。

（4）治疗后早期瘢痕会出现发黑现象，晚期则可能出现红血丝，周围出现发白或凹陷等情况，均属于治疗反应。当注射区域出现水疱或破溃时，请及时复诊。

（5）瘢痕注射药物为激素者，注射后若出现月经紊乱或体重增加，应及时复诊。

（6）当注射区域没有发黑、结痂、破溃等症状，才能使用抗瘢痕药物，否则可能会导致瘢痕破溃。

（7）瘢痕药物注射主要作用是防止瘢痕复发，而不能改变局部色素脱失或沉着现象；即使进行注射药物治疗，瘢痕仍有复发的可能。

（8）部分患者只在瘢痕局部感觉不适时才来院就诊，未按时进行药物注射，从而导致瘢痕复发。因此请务必遵医嘱定期进行药物注射。

（9）治疗后减少活动，避免影响伤口愈合，以免刺激瘢痕再次产生。在伤口还没有完全愈合时，嘱患者不要用手抓挠伤口部位。

（10）治疗期间应避免进食辛辣刺激性食物，避免饮酒、浓茶、咖啡等。

（11）遵医嘱复诊。

（申　琳　李　珊）

第七章　皮肤美容护理安全质量管理

第一节　职业安全管理

皮肤美容学是建立在皮肤科学基础上的一门学科，随着医学科学的不断发展，它作为一门新型学科亦日新月异，新观念、新技术、新方法、新设备、新材料不断涌现，迅速发展。从事皮肤激光美容工作的医护人员也在不断增加，医护人员在实施诊疗、护理等工作的同时自身也暴露于诸多危险因素之中，

皮肤美容科职业安全的危险因素主要包括物理性、化学性、生物性和心理社会因素，了解职业安全的危险因素对正确实施有效的防护措施具有重要意义。

一、常见职业性危害因素

（一）物理性危害因素

1.激光的危害

（1）激光的危险等级　根据《ICE 60825.1：2001国际电工技术委员会的标准》，激光产品可分为下列类别：①1类激光产品：这类激光在合理可预见的操作情况下操作是安全的，包括利用视光仪器直视光束，不需要任何形式的监管。（注：以前分类为2a类的产品应按一类处理。）②1M类激光产品：在合理可预见的操作情况下操作是安全的，但若利用视光仪器直视光束，便可能会造成危害。例如眼罩（发散光束）或放大镜（准直光束），除了要避免光学辅助观察的潜在危害不用采取任何控制措施，不需要进行其他形式的监管。③2类激光产品：这类激光的波长范围为400~700nm，通常可通过眼睛对光的回避反应（包括眨眼）提供足够保护。这种反应在合理可预见的操作情况下可提供足够的保护，包括利用视光仪器直视光束。④2M类激光产品：这种激光的波长范围为400~700nm，通常可由眼睛对光的回避反应（包括眨眼）提供足够保护。不过，若使用者利用视光仪器直视光束，便会造成较大危害。⑤3R类激光产品：这种激光的波长范围为106~302.5nm，在直射和镜面发射观察光束有潜在危害，但风险比3B类激光为低，其制造要求和对运用的管制措施亦较3B激光为少。这类产品的可达发射极限不得超过波长范围为400~700nm的2类产品的5倍，在其他波长范围内亦不许超过1类产品的5倍（以前分类为3a类的产品应按照等同3R类处理）。⑥3B类激光产品：在直射和镜面发射

下直视光束通常会造成危害的激光，但是一般不会形成散射或燃烧危害。一般而言，以肉眼直视漫反射的激光是无害的。⑦4类激光产品：对眼睛和皮肤有危害，能产生有害的漫反射激光，并可灼伤皮肤及酿成火灾，也可产生悬浮污染物和有害的等离子体辐射，使用这类产品时须格外小心。

（2）激光的危险分类　根据激光对人体的危险度分类，在光束内观察对眼睛的MPE（最大可能的影响）做基准，可分为1~4级。激光产品厂商应该把Class Ⅰ，Ⅱ，Ⅲ和Ⅳ的警示标签贴到相应的激光产品上。

①Class Ⅰ低输出激光（功率小于0.4mW）：不论何种条件下对眼睛和皮肤都不会超过MPE值，甚至通过光学系统聚焦后也不会超过MPE值，可以保证设计上的安全，不必特别管理。

②Class Ⅱ低输出的可视激光（功率为0.4~1mW）：人闭合眼睛的反应时间为0.25秒，用这段时间算出的曝光量不可以超过MPE值。通常1mW以下的激光会导致晕眩无法思考，用闭合眼睛来保护不能说完全安全。不要直接在光束内观察，也不要用Class Ⅱ激光直接照射别人的眼睛，避免用远望设备观察Class Ⅱ激光。

③Class Ⅲ中输出激光：光束若直接射入眼睛会产生伤害，基于某些安全的理由，进一步分为Ⅲ A和Ⅲ B级。A级为可见光的连续激光，避免用远望设备观察Ⅲ A激光，这样可能增大危险。B级为5~500mW的连续激光，直接在光束内观察有危险。但最小照射距离为13cm，最大照射时间在10秒以下为安全。

④Class Ⅳ高输出连续激光（大于500mW）：高过Class Ⅲ，有火灾的危险，扩散反射也有危险。

（3）激光对眼睛的损伤及主要表现　激光辐射能产生机体损伤的主要原因是激光的热效应、热压力、光化学反应、离子作用等。当机体组织吸收较大能量时，组织分子的活动变得十分剧烈，热能增加，这些热能产生的热损伤是激光引起主要的损伤。激光的热能可以使组织蛋白质变性，连续振荡和长脉冲激光产生的热损伤范围较大，组织水分汽化、细胞变性，产生的压力可向周围组织转移，影响到周围组织的损伤。激光的最大危害是对人眼睛的潜在危害（表7-1）。

表7-1　激光对眼睛产生病理变化

波长范围	病理变化
紫外光 C（200~280nm）	电气性眼炎
紫外光 B（280~315nm）	
紫外光 A（315~400nm）	光化学引起白内障
可视光（400~780nm）	视网膜损伤
红外光 A（780~1400nm）	白内障、视网膜损伤
红外光 B（1400~3000nm）	房前水浑浊、白内障、角膜损伤
红外光 C（3.0~1000μm）	角膜损伤

①激光波长与眼睛损伤　波长在可见光和近红外光之间的激光对眼屈光介质的吸收率较低，透射率高，而屈光介质的聚焦能力（即聚光力）强。强度高的可见或近红外光进入眼睛时可以透过人眼屈光介质，聚光于视网膜上。此时视网膜上的激光能量密度及功率密度提高到几千甚至几万倍，大量的光能在瞬间聚集于视网膜上，使视网膜的感光细胞层温度迅速升高，以至使感光细胞凝固、变性、坏死而失去感光的作用。激光聚于感光细胞时产生过热而引起的蛋白质凝固变性是不可逆的损伤。一旦损伤就会造成眼睛的永久失明。远红外激光对眼睛的损害主要以角膜为主，主要引起角膜炎和结膜炎。紫外激光对眼的损伤主要是角膜和晶状体，可致晶状体及角膜浑浊。一般来说，紫外线与远红外线在一定剂量范围内主要损伤角膜，可见光与近红外线波段的激光主要损伤视网膜，超过一定剂量范围各波段激光可同时损伤角膜、晶体与视网膜，并可造成其他屈光介质的损伤。激光对眼球前部组织的损伤主要是该部分组织对紫外线与红外线激光辐射比较敏感，造成白内障。

②入射激光强度与眼睛损伤　激光损害眼睛的程度除了与不同波长的激光有关外（CO_2激光$10.6\,\mu m$；$Nd:YAG\ 1.06\,\mu m$，$He-Ne\ 632.8nm$），还与激光进入眼睛总的光能量、能量密度及功率密度相关。视网膜的损伤取决于功率、时间，如当可见光或近红外连续激光的功率密度不断增加，致视网膜上的热量聚累速度大于散热速度时，或功率密度不是很高，但视网膜吸收时间太长，视网膜接受光子流部位的温度必升高，即照射时间越长，温度升高越大，超过正常眼温$10\,℃$以上，就会引起视网膜损害。眼底对几种激光的有效吸收率见表7-2。

表7-2　眼底对几种激光的有效吸收率

激光器波长（nm）	吸收率（%）	介质透过率（%）	有效吸收率（%）
钕激光 1064	12	42	5.04
红宝石 694.4	56	96	53.7
氩离子 488~514	70	80	56
倍频 Nd：YAG532	74	88	65

③入射角度与眼睛损伤　由于眼球的特殊解剖及特殊生理关系，激光对视网膜的损伤与入射眼睛的角度有紧密关系。当激光稍偏离视轴角度入射眼睛时，聚焦光斑不会落于黄斑区，而落在其外围的视网膜上。因此入射角度不同，其损伤就不一样，即使和直射时所进入眼睛的能量完全相同，但所引起的伤害轻得多。激光入射角不与视轴同步，偏离角度越大，视网膜的损伤越轻，虹膜可挡住偏离的激光而不会进入眼底。由于黄斑部位中央凹在视觉功能中起的作用极重要，而且这部位又最容易受损伤，所以直视激光束的危险程度要比偏离视轴一定角度射入眼睛的危险程度大很多，必须绝对避免。

④眼底色素含量与眼睛损伤　眼底色素含量多少与受到激光伤害程度有特定关系。色素组织极容易吸收激光能量，故色素含量多少直接影响到激光对视网膜的损伤程度。故而色素含量越多，对激光的吸收程度也越强，遭受损伤的程度越大。眼睛组织吸收了超过其本身的致伤阈值的能量以后就将受到伤害，超出越多，受到的伤害就越重。

⑤激光辐射造成的眼伤　主要有光致角膜炎、角膜凝固、碳化和穿孔、晶状体浑浊、视觉功能性障碍"闪光盲"，以及视网膜凝固、出血和爆裂等。不同波长的激光对眼损伤部位见表7-3。

表7-3　不同波长激光眼损伤部位

波长分区波长范围（nm）	主要损伤部位
紫外激光（180~400）	角膜、晶状体
可见激光（400~700）	视网膜、脉络膜
近红外激光（700~1400）	视网膜、脉络膜、晶状体
中、远红外激光（1400~10600）	角膜

（4）激光对皮肤损伤　激光辐射可对皮肤造成损伤，其机制主要是产生光化学损伤和热损伤。表皮吸收最多的波长为中或远紫外线区。短时间暴露在紫外线区会出现皮肤发红、水肿甚至起水疱；随着暴露时间的延长，将增加皮肤癌以及皮肤过早老化的风险。

（5）火灾、爆炸　激光导致高强度的热量聚集，可能点燃易燃材料，引起火灾，易燃材料包括喷雾剂、凝胶乳、氧、塑料、苯、乙醇等；使用CO_2激光时要提高警惕，因为CO_2激光在汽化皮肤病变时会在皮肤表面生成一层碳化组织，如不及时清除，激光束不能穿透组织而被皮肤上的碳化层吸收，使广泛的周围组织被加热，当碳化的温度超过10000℃时，碳化层会产生火花，从而引起火灾导致烧伤。

（6）紫外线　泵捕灯和激光放电管都可能产生有危害的紫外线。

（7）其他　强烈的激光辐射通常会干扰人体的生物钟，导致人体生态平衡紊乱和神经功能失调，出现头痛、乏力、困倦、激动、记忆力减退、脱发、心悸、心律失常和血压失常等症状。激光辐射对脑神经和神经系统的影响表现为松果体素分泌减少、节律紊乱，产生一系列临床症状。激光辐射还可以损伤细胞膜，影响儿童发育，造成妇女经期紊乱以及男性性功能减退，甚至导致男性精液中精子骤减或无精子。另外，激光除了对人体器官造成损伤外，应用激光装置也可能引起一些附带的危险，例如化学性危害、触电危害。一些激光产品可能含有有毒气体，例如一氧化碳等。

2.噪声的危害

美容皮肤科的噪声主要来源于各种激光仪器工作时发出的声音，长期工作在这种高噪声环境中，对人的生理和心理造成比较强烈的应激反应，产生潜在性危害。在高噪声环境中工作人员养成了提高声音进行交流的习惯，这也是不可忽视的噪音。

3.紫外线的危害

紫外线消毒是治疗室常用的有效空气消毒法。其对人体的危害也是不容忽视的，使用不当可造成眼睛和皮肤的损害；在使用过程中产生的臭氧有强氧化作用，可破坏呼吸道黏膜和组织，轻则引起气急、胸闷，严重者出现心动过速、疲倦，甚至可发生肺水肿等。

4.锐器伤

锐器伤是指一种由医疗利器，如注射器针头、缝针、各种穿刺针、手术刀、剪刀、碎玻璃、安瓿等造成的意外伤害，造成皮肤出血的损伤。

锐器伤是当今医护人员所面临的最严重的职业危险因素之一。世界卫生组织报道，每年有200万医护人员遭受经皮损伤所致的感染性疾病。锐器伤后的主要危害包括感染、疾病、残疾，甚至死亡。超过25种血源性病原体可通过血液、体液传播。其中乙型肝炎病毒（HBV）感染占常见病原体感染总数的比率最高，达55.93%，其次为人类免疫缺陷病毒（HIV，30.51%）、丙型肝炎病毒（HCV，10.17%）及梅毒（3.39%）。它们会通过污染的针头或锐器传染给被刺伤者。针刺伤还可以传播其他疾病，如败血症、疟疾、伤口感染等。

锐器伤的另一个危害是对受伤者心理的影响，尤其是HIV感染患者血液污染的锐器伤，多数受伤者会产生中度或重度的悲观情绪，有人甚至还因此停止了工作，而对患者感染状况的不确定也会加重护理人员的心理压力，严重影响医护人员的生活质量。

（二）化学性危害因素

1.化学消毒剂

对皮肤美容科门诊环境的消毒，各种治疗仪器设备的保养、清洗，无菌技术的应用等需要用到各种化学消毒剂，在杀灭细菌的同时对人体的毒副作用也不容忽视，尤其是易通过吸入或皮肤接触而产生危害。

（1）含氯消毒剂 含氯消毒剂有刺激性气味和腐蚀性。如果使用剂量和方法不当，会导致对人体的伤害。尤其是高浓度含氯消毒剂，易导致氯气挥发，从而损伤人的皮肤黏膜、呼吸道，造成黏膜局部充血、水肿等。主要刺激部位以眼部、呼吸道、咽部等为主，也包括神经系统，以刺激性反应最为明显，包括流泪、头痛、咳嗽和流鼻涕等，还有部分人员出现恶心和咽部异物感，在不通风环境下或对过敏体质者还会造成严重的呼吸道平滑肌痉挛或休克。此外，大量使用还可污染环境。

（2）过氧化物类消毒剂 过氧乙酸因其氧化能力强，高浓度时可产生刺激，损害皮肤黏膜、腐蚀物品，也有灼伤的危险。空气消毒后，会出现轻度的眼部和呼吸道刺激症状，严重者出现化学性支气管炎、肺炎甚至肺水肿。

（3）醛类消毒剂 对人类有毒性，对皮肤、黏膜有刺激性。甲醛是明确的致癌物；戊二醛对眼睛和呼吸道有明显刺激作用，对医护人员的危害主要表现为直接接触戊二醛溶液或吸入含戊二醛的空气，引起皮炎、结膜炎、咽喉炎、化学性支气管炎等，严重者会引起急性中毒，出现头痛、头晕、胸闷、心悸甚至昏迷等。邻苯二甲醛直接接触会引起眼睛、皮肤、消化道、呼吸道黏膜损伤。

（4）环氧乙烷灭菌剂的危害 易燃易爆、有毒、刺激性强，具有高致癌物及高致敏性等特性，对人或对物品都会造成一定的伤害。对眼及呼吸道容易造成腐蚀性损伤，轻者容易出现恶心、呕吐、腹泻、中枢抑制、头痛、肺水肿和呼吸困难等，严重者则会出现肾脏器官损坏或溶血现象。

（5）其他消毒剂 如醇类消毒剂、含碘类消毒剂、氯己定用于护士手消毒时会产生皮肤过敏和皮炎，会造成皮肤粗糙、干燥、瘙痒、皮疹红斑、水肿等症状。

2.激光设备产生的化学损伤

化学损伤通常指激光系统中使用的压缩气体和溶剂造成的危害。压缩气体池会导致严重的物理损伤，激光染料或溶剂具有毒性和致癌性。

（三）生物性危害因素

1.激光生成的污染物

激光产生的烟雾颗粒包括碳、血液、病毒、细菌和毒性气体等，这些物质被美国国家标准协会（ANSI）称为激光生成的污染物（LGAC）。在使用某些特殊激光仪器尤其是高能量激光（如 CO_2 激光）时容易产生生物性污染。当使用 Q-开关 Nd：YAG 激光、等离子体激光、红宝石激光及 Fr：YAG 激光时都会造成组织热损伤及组织剧烈的微爆破，相应组织飞溅造成污染物在空气中传播。激光烟雾及其危害和管理成为感染控制的重点。

2.感染经血传播性疾病

随着医学美学的不断发展，新技术、新设备、新材料不断涌现，从事皮肤激光美容工作的医护人员暴露于各种生物性危害的感染概率也将增加。在工作中接触具有传染性的血液或体液，若不注意个人防护，不仅造成自身感染，还会成为疾病传播的媒介。

（四）心理社会因素

与劳动者心理、社会功能相关的非物理、化学、生物性的职业有害因素，称为职业性心理社会因素。职业性心理社会因素在生产劳动过程中广泛存在，直接或间接地影响人们的职业健康，引起心理社会性损害。皮肤美容科的医务人员执业中的心理社会因素主要有以下几个方面。

1.心理压力

（1）患者对医疗服务的要求高　进行皮肤美容护理的求美者与求医者心理需求不同。求医者是通过医疗服务解除疾病，是较低层次的心理需求；求美者是要达到锦上添花的目的，是较高层次的心理需求。这就要求医务人员必须有高水平的医疗技术和宾至如归的服务态度。在这种工作环境中，医务人员的心理压力必然加大。

（2）工作量大　随着经济生活水平的提高，医疗美容行业的迅速发展，人们对美的要求也越来越高，接受医疗美容的患者也日益增加。皮肤美容科医务人员工作节奏快、工作负荷高，加班现象成为常态，使得有些工作人员不堪压力、身心俱疲。

（3）工作环境因素　皮肤美容科医务人员工作在特定的环境中，周围环境中存在的生物、物理、化学等各种因素在一定条件下可以成为危害健康的危险因素。若医院的职业防护设施不全、管理措施不到位、制度不完善，都会增加医务人员职业危害的危险性，必然引发医务人员的心理应激，引起焦虑、抑郁甚至创伤后应激障碍综合征的发生。

2.医患纠纷

（1）求美者法律意识的增强　随着人们法律意识的增强，网络媒体的快速发展，人们自觉运用法律的手段来寻求保护自己利益的意识也有了很大的提高。一旦患者认为在诊疗护理过程中有疑点，就有可能引起患者的不满或投诉，甚至诉诸法律。

（2）求美动机不清楚　绝大多数求美者其动机明确，心理正常。但也有部分求美者其动机不清楚，期望值过高，心理素质异常，往往容易产生医患纠纷。

（3）审美标准不同　求医者大多是原有的正常生理状态出现了问题，当恢复了正常的生理状态后，有一定的客观评价标准，如实验室检查结果及器械检查结果等得到评价。而求美者对疗效的评价是基于自身或他人的审美标准，而审美标准是主观的、模糊的，因此求美者在治疗前与治疗后很容易与医务人员产生意见分歧，是医疗纠纷的最大隐患。

（4）医疗技术水平　随着医美行业的快速发展，新技术、新材料、新设备不断涌现、推陈出新，不仅对医务人员的临床专业理论水平要求极高而且对其操作技术水平的要求更高。这就使医务人员因专业技术掌握不扎实导致治疗效果差，甚至加重病情，从而引发医患纠纷。

二、常见职业性危害的防护措施

（一）物理性职业危害的防护

1.激光危害的防护

（1）激光设备的分级管理措施

①1级激光不需要过多的控制措施，只需要放置警示标志使人们注意到正在使用激光。

②2级激光的控制措施多于1级激光，在使用场所强制放置警示标志，使用非反射性的工具和粗糙表面来减少激光束的反射。

③3级激光的控制措施是在工作场所放置"注意"和"危险"的标志，工作人员佩戴护目镜，定期接受眼科医师的检查。

④4级激光可能引起最严重的危害，故工作人员必须经过培训，所有进入工作区的人员必须佩戴护目镜，并采取防火措施。使用反射性小、具有防火性能的材料，还要安装有效的通风装置以减少空气污染。

（2）激光治疗室的安全防护措施

①激光治疗室一般要求设门卫或安全锁等，以保证外来人员和未受保护的人员不能进入工作区。激光仪器应放在室内人员经过较少的地方，以免意外损伤。对于较高功率的连续型和较高能量的脉冲型激光设备，工作时应有红灯标示，并且最好采用远距离启动装置。

②专人专职管理激光。每次使用激光仪钥匙时必须登记签名，使用后记录激光仪器使用情况，如有故障或异常情况应及时汇报并维修。利用光路安全联锁装置，使非专业人员不能启动激光电源，并在出现安全故障时能自动切断电源。定期维护机器，测试机器性能，保证使用过程中的安全。

③激光治疗室要有充足的亮度，这样可使瞳孔缩小，减少射入到眼中激光的强度。

④激光治疗室墙壁不可涂黑，应用浅色漫反射的涂料，以减少镜式反射和提高光亮。室内家具应减少到最小限度，家具表面应粗糙。

⑤工作环境通风要良好。医务人员要特别留意气体激光类设备的激光介质毒性问题，尤其是具有无嗅、高毒的化学物质在空气中的浓度不可超过准许值。准分子激光在临床上有其使用价值，除所发射出紫外光区域的激光可能引起人体正常皮肤严重损伤外，其激光介质具有极高毒性，需非常小心防护。

（3）加强激光安全防护知识教育。对具体操作、使用、接触激光的工作人员要进行安全防护知识的教育、训练和考核，使他们了解各级激光仪器的潜在危险，以及在出现危险时的应急处理。

（4）制定激光安全操作规程和管理制度。制定激光操作规程并严格执行，确保激光仪器的安全使用。在激光治疗室内，一旦启动激光器，随时都有触发激光输出的可能，因此操作者必须增强责任心，严格遵循操作规程，避免医疗事故的发生。

（5）规范各项激光操作治疗技术，严格按照操作流程进行，实行规范化、标准化操作。

（6）激光操作中的防护。①操作前，从专柜中取出钥匙，将激光警示牌悬挂于激光室入口，建立激光安全控制区，准备足够数量的激光防护镜，测试激光仪器的正常功能；检查并去除激光光路上的易燃物质和镜面反射物；②操作时，所有参与激光治疗的工作人员均应佩戴防护镜。在使用过程中不可离开激光仪器，室内不应放置反光的器械；③操作完毕后，关机，并将钥匙还回专柜。

（7）眼睛的防护。①不要对近目标或实验室墙壁发射激光；②进行激光治疗时，佩戴适当波长的防护镜，包括患者和医务人员。选择密封式对应激光波长和有足够过滤力的安全眼罩，在使用前后检查眼罩是否有破损或裂痕及眼罩架、带的完整性；③接触激光的工作人员不能直接注视激光光束，尤其是原光束；④不佩戴珠宝首饰，因为激光可能通过珠宝产生反射造成对眼睛的伤害；⑤操作激光时，室内避免放置有镜面反射作用的物体。

（8）皮肤保护。①不能直接将皮肤暴露在激光中；②穿防燃材料制成的长袖工作服；③激光受控区域安装由防燃材料制成并且表面涂覆黑色的幕帘和隔光板，以吸收紫外线辐射并阻挡红外线。

（9）排除激光操作时所致烟雾，应安装排烟系统，戴高效过滤激光专用口罩。

（10）防火灾或爆炸 ①避免可燃性气体和材料的使用，如必须使用，则把易燃物质放置在远离治疗部位和激光束经过的地方，而且需要配置消防设备，如灭火器、开放式水池、灭火毯和不易燃的无反射性的绝缘材料；②操作CO_2激光时，应及时用盐水擦洗掉碳化层，以避免危险发生；③激光的反射会导致工作区着火或人员烧伤，因此要将未防护的金属表面用湿布覆盖，避免使用塑料材料。

（11）电力安全 激光仪器安装、保养维护和正常使用时都可能发生电击伤，可造成轻微损伤甚至死亡。使用防护措施并掌握基本常识可以避免事故发生，如检查所有可视的电源、保险丝、电路、电闸和插头；激光维修前确保机器断电；激光工作时，所有使用工具都要带绝缘柄；不要把设备放在潮湿的地板上，当手、脚或身体有水时不触摸设备。

（12）医疗救护　一旦发生激光暴露事件，必须立即按流程上报，并在24小时内接受眼科医师和皮肤科医师的检查治疗。必要时定期对激光操作人员进行体检。

（13）激光防护镜的选择　激光防护镜有多种类型，所用材料不同，原理各异，应用场合也不同。因此，要对激光提供有效防护，必须按具体使用要求对激光防护镜进行合理的选择。选择的具体条件主要有：①最大防辐照量H_{max}（J/m^2）或最大防辐照度E_{max}（W/m^2）；②特定的防护波长；③在相应防护波长的所需最小光密度值D_{min}；④防护镜片的非均匀性、非对称性、入射光角度效应等；⑤抗激光辐射能力；⑥可见光透过率；⑦结构和外形。

激光防护镜主要有吸收式、反射式、复合式、爆炸式、光化学反应式、微晶玻璃式等种类。这里比较吸收式、反射式激光防护镜的特点和局限性。反射式激光防护镜在基底光学玻璃表面镀以多层的反射介质层，其主要优点是：①工艺简单；②可见光透过率高；③衰减率较高；④光反应时间快（$<10^{-9}s$）。但是其亦有局限性：①对光源具有严重的选择性，入射光源必须正对防护镜面（入射光为镜面法线方向），其防护作用才最大，否则会出现漂移，入射角越大，防护波长越往短漂移，当防护波段不够宽或防护波长偏短时，可能出现斜入射时的完全失效；②反射介质层易脱落，而且脱落之后不易肉眼观察，很容易形成潜在的眼部危害。

吸收式防护镜在基底材料PC中添加特种波长的吸收剂，其主要优点是：①对光源没有选择性，可以安全防护各种漫反射光，任何角度的入射光都得到同样高效的防护；②衰减率较高；③表面不怕磨损，即使有擦划，不影响激光光束的安全防护；④光反应较快（$<10^{-9}s$）；⑤同时对激光器操作中产生的刺眼白光有很好的屏蔽性。其主要局限性为可见光透过率较低。

2.噪声的防护

所有仪器、设备专人保管，定期检查、及时维修，保证仪器的正常使用。治疗车轮定期上润滑剂，力求消除异常噪声。工作人员加强认识，做到四轻，即说话轻，走路轻，操作轻，开、关门轻。

3.紫外线照射损害的防护

（1）提高防护意识，对紫外线操作人员要认真进行技术培训和指导，充分了解紫外线的有害性，严格按照规程进行操作。

（2）在进行紫外线照射时，应戴防护眼罩、帽子、口罩，避免皮肤直接暴露在紫外线光下。

（3）紫外线灯的开关应安装在室外，严禁紫外线消毒时进入消毒区域。

4.锐器伤的防护

（1）加强职业暴露安全防护培训 切实有效地进行医务人员职业暴露安全防护培训，提高防护意识，使之掌握职业暴露相关知识及防控措施，重视锐器伤的危害，能有效减少职业暴露的发生，定期开展职业暴露演练，通过演练使医务人员掌握职业暴露处理流程，避免职业暴露造成的危害。

（2）规范各项操作治疗技术 新颁布的《护士条例》明确规定，医务人员在进行侵袭性诊疗护理操作过程中，要保证充足的光线，并特别注意防止被针头、缝合针、刀片等锐器刺伤或者划伤。使用后的锐器应当直接放入耐刺、防渗漏的利器盒，或者利用针头处理设备进行安全处置，也可以使用具有安全性能的注射器、输液器等医用锐器，以防刺伤。

皮肤激光美容科医务人员的各项操作应严格按照操作流程开展，实行规范化管理，建立健全各项规章制度。建立医务人员规范操作培训制度，定期进行培训、考核。如使用锐器时的安全操作守则、新产品的安全使用原则和流程、新技术安全操作的相关培训、护理人员职业安全防护知识的相关课程和医疗废弃物正确处理流程的培训等。

（3）做好个人防护 对所有患者的血液、体液及被血液、体液污染的任何物品均应视为具有传染性的病原物质。医务人员在接触这些物质时必须采取防护措施，如在接触患者的血液、体液或被污染的器械时或实施各项操作前均应穿戴工作服、口罩、帽子、工作鞋、护目镜、面罩和乳胶手套。

（4）注意劳逸结合 从医务人员工作的安全性出发，采取科学的排班，以减轻医务人员的职业和心理压力，从而减少锐器伤的发生。

（二）化学性职业危害的防护

1.化学消毒剂危害的防护

（1）加强医务人员的职业防护和消毒剂正确使用的培训。

（2）医务人员接触消毒剂时应佩戴个人防护用品，如乳胶手套、口罩和防护眼镜，尽量避免消毒液对眼睛、皮肤和黏膜等的直接刺激。

（3）合理选择消毒剂，并采取正确的消毒方法，避免消毒剂的滥用。

（4）医务人员在配制消毒剂时，应详细阅读说明书，严格按照说明书进行配制，应在通风良好或安装有排气通风系统的场所内进行，谨慎操作，以免制剂外溢。

（5）使用过氧乙酸、臭氧等进行空气消毒时，室内不应有人。

（6）在操作过程中，不慎将消毒剂溅至皮肤或眼睛里，应立即用清水彻底冲洗，必要时就医。

2.激光设备产生的化学损伤的防护

（1）使用激光仪器时应佩戴手套、护目镜和高过滤式口罩，口罩应大小合适，密封效果好。

（2）工作环境通风良好。高毒的化学物质在空气中的浓度不超过准许值。

（三）生物性职业危害的防护

1.激光生成污染物的防护

（1）激光操作时佩戴高过滤式口罩、手套，并在良好的通风环境下工作。

（2）安放排烟系统。壁式吸引器要使用线内滤器保护，线内滤器置于墙壁进气孔和地板之间，从而阻止壁式吸引器内的微粒和碎片的累积，定期更换过滤器。

（3）所有用于收集和处理激光烟雾的器材都有公共危害，要根据感染控制条例进行处理。所有使用过的物品应放在生物学危害袋中。

2.感染经血传播性疾病的防护

（1）强化职业安全意识　职业危害重在防护，而防护的关键则在安全意识培养。管理者加强职业防护培训，使医护人员从根本上认识日常防护的重要性，对各种防护措施、医疗废物处理及暴露后处理流程应熟练掌握。

（2）实施标准预防　标准预防是针对医院所有患者和医务人员采取的一组预防感染措施。它包括手卫生，根据预期可能的暴露选用手套、隔离衣、口罩、护目镜或防护面罩，以及安全注射；也包括穿戴合适的防护用品处理患者环境中污染的物品与医疗器械。标准预防基于患者的血液、体液、分泌物（不包括汗液）、非完整皮肤和黏膜均可能含有感染性因子的原则。医务人员在工作中应严格执行医院感染管理和消毒隔离的各项规章制度，执行标准预防措施和手卫生学标准，遵守本岗位操作规范，在接触病原物质时应当采取相应的防护措施（详见第八章第三节"手卫生"相关内容）。

（3）正确处理锐器　①在丢弃针头前不要弄弯、折断、手工操作或拔除针头；②避免双手回套针头帽，如必须回套，应使用单手技术；③禁止徒手携带裸露针头等锐器物；④禁止直接传递针头及锐器，应用容器盛放后传递；⑤禁止消毒液浸泡针头，使用后的锐器应当直接放入锐器盒，锐器盒应放置于触手可及的位置；⑥盛装锐器的盒子不能过满，不应超过容量的3/4；⑦禁止直接接触医疗垃圾，处理使用过的锐器物时应戴防护手套。

（4）职业暴露后及时正确处理　防止对血液和体液的暴露是预防职业暴露的主要措施，熟练掌握预防职业暴露流程，及时准确的处理则是保障安全的重要措施。

一旦发生职业暴露后，立即启动应急预案（详见第八章第四节"锐器伤预防及处理"相关内容）。

（四）心理社会性职业危害的防护

（1）合理疏导压力带来的影响 面对工作带来的身心紧张，合理地运用应对压力的技巧，疏导负面的躯体和心理反应，可以将紧张感减轻。比如，培养轻松的业余爱好，养成锻炼身体的习惯、培养积极乐观的精神等，均有助于消除烦恼，恢复体力和精力。

（2）提高医务工作人员的综合素质 ①树立以患者为中心的服务意识，强化医疗护理服务的人性化，尽可能满足患者合理的要求；②增强医患、护患沟通，掌握沟通技巧；③加强职业道德培养，提高个人修养，提升工作责任心，严格执行各项规章制度；④加强专业理论和操作技术学习，不断钻研技术，提升业务能力，更好地为患者服务。

（3）加强患者的健康教育 治疗前宣教要尊重科学、注重现实，让求美者了解治疗过程、创伤程度、治疗后可能出现的并发症等。治疗后注重各种治疗操作的健康教育。

（4）对于心理异常的求美者，我们要给予必要的心理疏导，使之对求美的要求有较正确的认识，对其治疗要谨慎。如遇到下列求美者，不宜或应特别慎重进行治疗：①期望值过高者；②过分挑剔者；③对医师缺乏信心者；④亲属反对者；⑤行为诡秘者；⑥有精神或心理障碍者；⑦特异体质者；⑧医师对患者要求的美容效果无把握者。

（5）熟悉相关法律法规 医务人员应学习相关的法律法规，如《医疗机构管理条例》《医学美容管理办法》及《医疗事故处理条例》等，既要防止医疗事故的发生，也要依靠法律维护自身的正当权益。

（6）正确处理医患纠纷 在医患纠纷发生后，医疗机构方需妥善保管患者病历资料。患者或者其近亲属要求封存病历资料或者现场实物，医患双方应当共同封存，并由医疗机构保管。医疗机构应当开列封存清单，由医患双方盖章或者签名后各执一份。发生医患纠纷，医疗机构应当启动医患纠纷处置预案，并按规定程序处置。

（姚美华　袁　填）

第二节　意外事件安全管理

一、住院患者发生输液反应的应急预案

（1）患者发生输液反应，应立即停止所输液体并保留，更换输液器，改输0.9%氯化钠注射液。

（2）报告医师并遵医嘱给药。

（3）情况严重者立即抢救。

（4）及时书写护理记录，准确记录患者的生命体征、一般情况和抢救过程。

（5）发生输液反应及时填写《药物不良反应报告单》，报医院药理科、医疗科。

（6）将保留的输液器和药液送药理检验。如患者或其家属对输液反应提出质疑，按实物封存程序进行封存。

二、药物引起的过敏性休克风险预案

（1）过敏反应防护措施

①护理人员给患者使用药物前应询问患者是否有药物过敏史，凡有过敏史者禁止做药物过敏试验。

②遵医嘱做过敏试验，过敏试验药液的配制、皮内注入剂量及试验结果判断都应按要求正确操作。

③有过敏史及过敏试验结果阳性者，在医嘱单、体温单上注明过敏药物名称，床头悬挂过敏试验阳性标识，并告知患者及家属。

④经药物过敏试验后接受治疗的患者，停用此药3天以上，应重做过敏试验，结果阴性方可再次用药。

⑤药物应现用现配，特别是青霉素水溶液在室温下极易分解产生致敏物质，引起过敏反应，还会降低药物效价，影响治疗效果。

⑥做药物过敏试验前要警惕过敏反应的发生，严格执行查对制度，治疗盘内备抢救用药（盐酸肾上腺素注射液）。

（2）过敏性休克急救措施

①患者一旦发生过敏性休克，应立即停止使用引起过敏的药物，就地抢救，并迅速报告医师。

②患者平卧，遵医嘱皮下注射盐酸肾上腺素0.5~1mg，小儿酌减。如症状不缓解，每隔30分钟再次皮下注射或静脉注射0.5mg，直至脱离危险期，注意保暖。

③改善过敏患者缺氧症状，给予氧气吸入，出现呼吸抑制应遵医嘱给予辅助呼

吸，喉头水肿影响呼吸时，应立即准备气管插管，必要时配合实施气管切开。

④迅速建立静脉通路，补充血容量，必要时建立两条通路。遵医嘱应用晶体液、升压药维持血压，应用氨茶碱解除支气管痉挛，给予呼吸兴奋剂兴奋呼吸，此外还可给予抗组胺及皮质激素类药物。

⑤发生心脏骤停，立即进行心肺复苏。

⑥密切观察患者的意识、生命体征、尿量等变化，患者未脱离危险前不宜搬动。

⑦6小时内据实补记抢救记录。

三、静脉液体外渗的应急预案

（1）护士应及时了解高危药物的名称、剂量、输注的方法，评估患者药物外渗的穿刺部位、面积、外渗药物的量、皮肤的颜色、温度、疼痛的性质。

（2）立即停止高危药物的输注，拔出静脉针，并报告经治医师和护士长。

（3）出现高危药物外渗时应即刻做皮下封闭。护理人员要了解患者对普鲁卡因有无过敏史，根据对患者评估的结果，值班医师指导护士即刻应用0.5%普鲁卡因给患者做皮下封闭。

（4）对于药物外渗轻度者，第一天行皮下封闭两次，两次时间间隔以6~8小时为宜，第二天1~2次，以后酌情处理。同时要记录在护理记录中。

（5）对于药物外渗严重者，第一天行皮下封闭3~4次，第二、三天各两次，时间间隔以6~8小时为宜，以后酌情处理。护士应每天严密观察患者药物外渗处的情况，如皮肤颜色、温度、弹性、疼痛的程度等变化，做好护理记录。

（6）患者自感外渗部位有烧灼感时，遵医嘱给予冷敷。禁止使用任何方式的热敷。

（7）渗出24小时内局部选用33%硫酸镁湿冷敷：纱布浸硫酸镁溶液，以不滴液为宜；湿敷面积应超过外渗部位外围2~3cm，湿敷时间应保持24小时以上，外敷时注意保持患者衣物、床单位的清洁、干燥。

（8）渗出24小时后局部也可中药外敷：将如意金黄散调成糊状，敷于外渗部位，用于皮肤膜覆盖于中药之上，防止中药水分丢失干裂影响治疗效果。敷药时间应保持24小时以上。

（9）因药物外渗局部有破溃、感染时，应报告医师及时给予清创、换药处理。

（10）抬高患肢，减轻因药液外渗引起的肢体肿胀。下肢药液外渗时，应让患者卧床休息，床尾抬高15°角。上肢药液外渗，可用绷带悬吊上肢，尽量减轻肢体负担。

（11）护理人员准确评估外渗药液损失量，如损失量超过原药量的10%，在重新输注时应遵医嘱补足损失量。

（12）外渗部位未痊愈前，禁止在外渗区域周围及远心端再行各种穿刺注射。

（13）护士在整个液体外渗处理过程中，要关心体贴患者，做好与患者的沟通工作，减轻患者的恐惧、不安情绪，以取得患者的合作。

（14）及时填写《护理不良事件报告单》上报总护士长。

（15）总结液体外渗因素，杜绝类似隐患发生。

四、患者跌倒（坠床）的应急预案

（1）患者跌倒后立即到患者身边，检查伤情，通知医师、护士长。

（2）评估患者的一般情况，采取正确的方式将患者搬运至病床，必要时行X线检查。

（3）若为头部损伤，应密切观察患者的意识、瞳孔、呼吸等生命体征，发现异常，报告医师，给予相应的急救措施。

（4）伤情较轻者，嘱患者卧床休息，对皮肤瘀斑等局部损伤给予对症处理。

（5）如有严重创面，遵医嘱给予破伤风抗毒素注射，加强巡视，认真交班。

（6）若有不良后果填写《临床护理工作意外事件报告单》上报护理部，总结不安全因素，杜绝类似隐患。

五、患者有自杀倾向的应急预案

（1）发现患者有自杀念头时，应立即向上级领导汇报并通知医师。

（2）没收锐利的物品，锁好门窗，防止意外。

（3）通知家属，要求24小时陪护。

（4）详细交接班，做好相关记录，同时多关心患者，准确掌握患者的心理状态。

六、护理不良事件上报及处理预案

（1）新入科患者由责任护士负责对其进行护理风险筛查和安全评估，评估结果记录在护理记录中。

（2）对于经过筛查和评估存在跌倒、坠床等风险的患者，应当在患者床头设置相应的安全警示标识，告知患者或家属存在的风险和防范措施，制定并采取相应的护理预防措施，依据风险变化情况，及时调整护理措施。

（3）治疗护理过程中严格落实查对制度。对患者住院期间发生的护理安全问题，如护理差错或事故、跌倒、坠床及其他护理不良事件等，病区应主动、及时填写《护理不良事件报告单》或通过网络系统上报。护理部酌情对发生的不良事件应当及时组织护理质量管理委员会讨论、分析，研究改进措施。

（4）鼓励病区护理人员主动报告不良事件，发生的问题不与科室绩效管理挂钩；对于故意隐瞒不报者按照绩效管理给予扣分。

（5）护士长应当定期组织护理安全隐患分析，及时发现患者、住院环境、设施等方面存在的安全隐患，讨论制定安全防范措施。各病区应当制定专科应急事件处理预案，并组织培训。

（刘　丹　李　娜　刘　旭　王娜娜）

第三节　公共事件安全管理

一、停水的应急预案

（1）接到停水通知后，做好停水准备。

①告诉患者停水时间。

②给患者备好使用水和饮用水。

（2）发生突然停水时，夜间要与院总值班室联系，汇报停水情况，查询原因，白天要与营房科联系，汇报情况，查询原因，尽快维修。加强巡视，安抚患者，及时解决患者饮用水和生活用水的问题。

二、停电的应急预案

（1）接到停电通知后，立即做好停电准备，备好应急灯、手电筒等，如有抢救患者使用电动机器时，需找替代的方法。

（2）突然停电后

①立即寻找机器运转的动力方法，维持工作，并开启应急灯、手电筒等照明设施。

②立即通知值班医师和护士长，统一指挥，维持病区秩序，进行及时的抢修工序，保证病区医疗护理安全。

③通过电话与电工组联系，查询停电的原因。

④加强巡视病房，安抚患者，同时注意防火、防盗。

三、火灾发生的应急预案

（1）当发生火灾时，所有工作人员遵循"患者先撤离、医务人员后撤离"的原则，紧急疏散患者。

（2）立即报告院务部消防值班室及总值班室。

（3）组织人力，集中现有灭火器材和人员积极扑救；关闭邻近火情房间的门窗，以降低火势蔓延速度。

（4）发现火情无法扑救，立即拨打"119"报警，并报告准确位置。

（5）打开消防通道，组织患者有序撤离。

①使用消防通道的原则是"避开火源，就近疏散，统一组织，有条不紊"将患者撤离疏散到安全地带。

②指导患者用湿毛巾捂住口鼻，尽可能以匍匐姿势快速撤离。

③组织患者撤离时，不要乘坐电梯，可走楼梯及安全通道。

④保证人员安全撤离的条件下，尽可能切断电源、氧源，撤出易燃易爆物品，并抢救贵重仪器设备和重要资料。

⑤将患者撤离疏散到安全地带，稳定患者情绪，保证患者生命安全。

四、发生地震后的应急预案

（1）医护人员保持镇静，沉着面对，维护病区内秩序（尽可能关闭电源、水源、气源、热源）。

（2）安抚患者，防止患者因恐慌而从楼上跳窗。

（3）发生强烈地震时，医护人员需协助或指引患者有序撤离。部分医护人员组织轻症患者迅速撤离病房跑向空旷处；另一部分护理人员注意维持秩序，安慰患者，减少患者恐惧。疏散时从楼梯或消防通道行走，不可乘坐电梯，切忌拥挤，防止摔倒、踩踏，有秩序地将患者转移到安全地带，并劝阻患者禁止回病区取拿物品。

（4）情况紧急不能撤离时，指导在场人员及患者寻找有支撑的地点蹲下或坐下，脸朝下，头靠墙，双臂交叉，保护头颈、眼睛，捂住鼻子。

（5）严禁使用蜡烛、打火机，防止引起火灾或易燃品爆炸。

（6）安置患者，对重伤员进行紧急救治，并指导轻伤员做一些简单的伤口处理。

五、泛水的应急预案

（1）立即寻找泛水的原因，如能自行解决应立即解决。

（2）如不能自行解决，立即联系维修部门进行紧急维修。

（3）协助维修人员的工作，通知科室保洁人员及时清理积水。

（4）放置防滑、防跌倒标识，并告诫患者不可涉足泛水区或潮湿处，保证安全。

六、遇暴徒的应急预案

（1）遇到暴徒时，护理人员应保持头脑冷静，采取必要的措施保护患者及自身安全。

（2）设法通知保卫科或院派出所，或寻求在场其他人员的帮助。

（3）安抚患者及家属，减少在场人员的焦虑、恐惧情绪，尽力保证患者的生命安全及国家财产安全。

（4）暴徒逃走，注意其走向，向保卫人员提供线索，并主动配合其调查工作。

（5）尽快恢复科室的正常医疗护理工作，保证患者的医疗安全。

七、失窃的应急预案

（1）发现失窃，保护现场，报告值班医师共同处理。

（2）电话报保卫科或院派出所到现场处理。

（3）安抚患者及家属，维持病区的正常诊疗秩序。

（4）协助保卫人员进行调查工作。

八、护理人员医患争议的应急预案

（1）立即向值班医师、护士长、科主任汇报，科主任再上报医疗科，护士长上报总护士长。

（2）立即与值班医师一起采取相应的补救措施，维护病区良好的工作秩序，保障医疗护理工作正常进行。

（3）在6小时之内据实补记相关护理记录，依照紧急病历、实物封存程序，封存有关病历资料及相关物品，必要时封存现场。对有可能导致医患矛盾激化，危及医患安全，扰乱正常医疗秩序者，及时通知医院保卫部门。

（4）相关护理人员应在24小时之内将医患争议经过以书面形式上报护理部，特殊情况及时上报护理部。

九、紧急封存实物预案

根据《医疗事故处理条例》第十七条规定，在医疗护理服务过程中，怀疑输液、输血、注射、药物等引起不良后果时，值班人员应实行紧急封存实物程序。

（1）值班人员立即上报医疗管理部门，日间上报医务部医疗科，夜间及节假日上报医务部值班室。

（2）医患双方当事人共同在场将实物（应包含与该项操作有关的所有物品，如配置药物的注射器、安瓿、输液器、头皮针等）进行封存，封存处注明患者姓名、性别、床号、病案号、科室、时间、药物名称、给药途径、医嘱单等，在封口处家属签字并加盖科室公章，送医疗管理部门保管，并做好相关记录（不可直接交予患者或家属）。

（3）对封存实物进行启封时，应有医患双方当事人共同在场，需要检验的应由当地卫生管理部门指定的机构负责检验。

十、封存病历前护士应完善的工作

完善护理记录，要求护理记录完整、准确、及时，护理记录内容全面且与医疗记录一致，如患者死亡时间、病情变化时间、病情诊断等。护理人员必须在6小时内据实补记抢救记录，并在紧急封存病历实施之前将各种护理文书整理完毕，检查体温单、医嘱单记录是否完整，包括医师的口头医嘱是否及时记录，封存后由医务部指定专职人员保管。

（刘　丹　李　娜）

第四节　皮肤美容治疗知情同意书

知情同意书是患者表示自愿进行医疗治疗的文件证明。知情同意书必须符合"完全告知"的原则，采用受试者能够理解的文字和语言，使受试者能够"充分理解""自主选择"。知情同意书不应包含要求或暗示受试者放弃他们获得赔偿权利的文字，或必须举证研究者的疏忽或技术缺陷才能索取免费医疗或赔偿的说明。皮肤美容科在治疗前/手术前让患者签知情同意书，是为了尊重患者的权利，更好地完成治疗/手术，最大限度地降低治疗/手术风险，避免不必要的医疗纠纷。知情同意书的内容不仅要有医疗风险提示，更要有双方权利义务的说明。知情同意书一式两份，受试者保存其副本。

一、Plasma微等离子体治疗知情同意书

Plasma微等离子体治疗知情同意书

Plasma微等离子体是治疗各种瘢痕的经典设备和标准方案之一，但由于个体差异和现行医疗水平所限，可能不能完全满足您的要求进而做到尽善尽美，治疗前应

与接诊医师充分沟通并认真阅读以下内容。

（1）请确保目前无怀孕或哺乳情况，孕期、哺乳期不建议治疗。

（2）治疗前（后）、复诊时必须拍照，作为疗效评价依据并存档。

（3）因治疗中会产生明显的疼痛感或烧灼感，治疗前需要局部麻醉。极少数人可能会出现麻药过敏等情况，请遵医嘱处理。

（4）治疗后会有明显疼痛、烧灼感，以及红斑、水肿、轻微渗血、少量黄色渗液以及轻微的焦痂等属正常反应。

（5）每次激光治疗只能改善部分症状，通常需要按疗程多次治疗。

（6）治疗后的护理：针对局部轻微渗液、渗血，避免用手直接接触，可用无菌棉签及纱布轻松擦拭，24小时后可自行干燥。避免戴口罩。治疗区3~5天不要接触水，不化妆，不搓擦，不要使用医师建议之外的药品和化妆品。避免日晒，不要剧烈运动，避免出大量汗液。小心保护创面，创面结痂1周左右自行脱落，勿强行揭痂。

（7）由于对激光治疗后的反应存在很大的个体差异，治疗后有部分人会出现长时间的红斑、色素沉着等，通常3~6个月消退，个别皮肤反应严重者可能一年以上。对于一部分特殊体质者可能会出现难以消退的色素沉着或色素脱失甚至更为严重的瘢痕。治疗后请认真阅读并遵守治疗后须知及医师的医嘱，出现上述等异常情况请及时与经治医师联系并来院复诊，配合治疗。

（8）其他不可预知的情况。

以上条款我已认真阅读并知晓，本人同意接受治疗。

医师签名：　　　　　　　　患者签名：

日期：　　　　　　　　　　日期：

二、Q-开关激光治疗知情同意书

Q-开关激光治疗知情同意书

Q-开关激光是治疗常见色素性疾病的经典设备和标准方案之一，但由于个体差异和现行医疗水平所限，可能不能完全满足您的要求进而做到尽善尽美，治疗前应与接诊医师充分沟通并认真阅读以下内容。

（1）请确保目前无怀孕或哺乳情况，孕期、哺乳期不建议激光治疗。

（2）治疗前（后）、复诊时必须拍照，作为疗效评价依据并存档。

（3）治疗后皮肤可能会出现霜白、红斑、水肿、水疱、紫癜、渗血、血疱、色斑不同程度加深、结痂等反应，以及不同程度的疼痛感。一般会随着皮肤的恢复而逐渐消失。

（4）治疗后由于个体差异较大，每个人的恢复情况可能有较大差别，红斑、水肿、紫癜、渗血及疼痛等正常治疗反应会逐渐消退，通常在24小时以内；但眼周等特殊部位的水肿等反应较重，消退较慢。

（5）部分患者对治疗会出现较重的反应，会在即刻或者1~3天内出现水疱，极少数人可能会出现血疱，这些反应会在随后的1~2周左右逐渐消退，一旦出现请及时来院复诊处理并与主诊医师联系。

（6）由于对激光的敏感性存在个体上的差异，治疗后有部分患者出现不同程度的色素沉着或者色素减退，通常3~6个月可自行消退，个别皮肤反应严重者可能会持续一年以上。极个别患者因个体差异或色素体质的原因可能会出现难以消退的色素沉着或色素脱失。

（7）治疗后的护理：避免日晒，减少色素沉着的发生；治疗区域3天内不要接触水，脱痂前不化妆，不搓擦，不要自行使用其他药物和护肤品；愈合期间不要参加剧烈的运动，以免过度出汗使恢复期延长；小心保护创面，创面结痂于1~2周左右会自行脱落（勿强行揭痂）。

（8）其他不可预知的情况。

以上条款我已认真阅读并知晓，本人同意接受治疗。

医师签名：　　　　　　　　患者签名：

日期：　　　　　　　　　　日期：

三、点阵激光治疗知情同意书

点阵激光治疗知情同意书

二氧化碳点阵激光、铒点阵（像素）激光是治疗瘢痕、皱纹等常用的设备和方法之一，但由于个体差异和现行医疗水平所限，可能不能完全满足您的要求进而做到尽善尽美，治疗前应与接诊医师充分沟通并认真阅读以下内容。

（1）请确保目前无怀孕或哺乳情况，孕期、哺乳期不建议激光治疗。

（2）治疗前（后）、复诊时必须拍照，作为疗效评价依据并存档。

（3）治疗中及治疗后可有轻微痛感或烧灼感，一般需要局部麻醉。

（4）治疗后可能有疼痛、轻微水肿、轻微渗血、少量渗出。

（5）每次激光治疗只能改善部分症状，通常需要按疗程多次治疗。

（6）治疗后的护理：针对局部轻微渗液、渗血，避免用手直接接触，可用无菌棉签及纱布吸收，24小时后自行干燥，避免戴口罩。治疗区域3~5天不要接触水，不化妆，不搓擦，不要使用医师建议之外的药品和化妆品。避免日晒，不要剧烈运动，避免出大量汗液。小心保护创面，创面结痂1周左右自行脱落，勿强行揭痂。

（7）由于对激光治疗后的反应存在很大的个体差异，治疗后有部分人会出现色素沉着，通常3~6个月消退，个别皮肤反应严重者可能持续一年以上。对于一部分特殊体质者可能会出现难以消退的色素沉着或色素脱失，甚至更为严重的瘢痕发生。治疗后请认真阅读并遵守治疗后须知及医师的医嘱，出现上述等异常情况请及时与经治医师联系并来院复诊，配合治疗。

（8）其他不可预知的情况。

以上条款我已认真阅读并知晓，本人同意接受治疗。

医师签名：　　　　　　　　患者签名：

日期：　　　　　　　　　　日期：

四、高能脉冲激光治疗知情同意书

高能脉冲激光治疗知情同意书

高能脉冲激光（CO_2激光）是治疗各种体表赘生物、色素痣、瘢痕等常用设备和方法，但由于个体差异和现行医疗水平所限，可能不能完全满足您的要求进而做到尽善尽美，治疗前应与接诊医师充分沟通并认真阅读以下内容。

（1）请确保目前无怀孕或哺乳情况，孕期、哺乳期不建议激光治疗。

（2）治疗前（后）、复诊时必须拍照，作为疗效评价依据并存档。

（3）根据病情有可能需要分次进行治疗，按医嘱定期复诊。

（4）治疗时可能会有不同程度的疼痛，为了减轻疼痛，治疗时医师可依据您的情况局部外敷或者注射麻药（利多卡因），麻醉费用另计。在使用局部注射麻药时，会有极少数人出现过敏现象，甚至休克。

（5）治疗后会有短暂的红斑、水肿、疼痛或者紫癜，局部会有不同程度的凹陷和皮肤缺失，一般2~6周内自然长平，治疗区经历红斑期、色素沉着期和恢复期，最后会遗留不同程度的浅瘢痕或恢复正常。

（6）小心保护创面（勿挤、压、碰），保持创面干燥，治疗区3~5天不沾水、避免剧烈的运动出汗，创面结痂于1~2周左右自行脱落，勿自行揭掉痂皮。恢复期不化妆、不搓擦、不敷面膜，注意防晒。

（7）由于个体差异，治疗后有部分人会出现长时间的红斑、色素沉着等，通常3~6个月消退，严重者可能持续一年以上。对于一部分特殊体质者可能会出现难以消退的色素沉着或色素脱失甚至更为严重的瘢痕。

（8）多次（3次以上）治疗后皮损不能完全消退或出现明显的瘢痕及色素改变等不良反应时应停止治疗。

（9）其他不可预知的情况。

以上条款我已认真阅读并知晓，本人同意接受治疗。

医师签名：　　　　　　　　患者签名：

日期：　　　　　　　　　　日期：

五、化学换肤治疗知情同意书

化学换肤治疗知情同意书

果酸、水杨酸、复合酸等换肤是一项可以解决诸如痤疮、黄褐斑、肤色暗沉、皮肤光老化等多种皮肤问题的医学美容治疗方法，疗效确切、使用安全。但由于个体差异和现行医疗水平所限，可能不能完全满足您的要求进而做到尽善尽美，治疗前应与接诊医师充分沟通并认真阅读以下内容。

（1）果酸、水杨酸、复合酸等化学酸治疗禁忌证　对化学酸中的溶液成分过敏者；治疗区有活动性细菌或病毒感染（如单纯疱疹、扁平疣）或过敏性炎症者；在3个月内口服或外用过维A酸类药物者；近期接受过手术（有正在愈合的伤口）者；近期接受过放射治疗的患者；对光防护不够或有日晒伤者；有肥厚性瘢痕或瘢痕疙瘩病史者；近6个月内局部做过冷冻治疗者；孕妇或哺乳期等。

（2）治疗前（后）、复诊时必须拍照，作为疗效评价依据并存档。

（3）在治疗过程中，您可能会有些许的刺痛、痒感、烧灼感、紧绷感，表层局部红斑、风团、脱屑、结痂等。术后1~2天可能有轻微红肿，在2~7天可能会有轻微干燥、脱皮或落屑等属于正常现象。

（4）绝大多数人治疗后无明显不适，但少数人因个体差异可能会出现下列副作用：重度红斑、表皮剥脱、肿胀后干燥、结痂和脱屑时间大于7天。治疗后可能会出现暂时性皮肤色素（颜色）改变。如果您配合医师的医嘱，这些现象会自行慢慢消退。

（5）治疗后请避免用力揉搓、搔抓皮肤、避免暴晒，并且需要加强保湿。个人平时用的护肤品、化妆品须在皮肤恢复正常后再使用。若有其他不正常状况或问题，请及时与医师或护理人员联系。

（6）其他不可预知的情况。

以上条款我已认真阅读并知晓，本人同意接受治疗。

医师签名：　　　　　　　　患者签名：

日期：　　　　　　　　　　日期：

六、激光、强脉冲光治疗黄褐斑知情同意书

激光、强脉冲光治疗黄褐斑知情同意书

大光斑、低能量或点阵模式的调Q-开关激光、皮秒激光、强脉冲光是治疗黄褐斑的有效手段之一，但由于个体差异和现行医疗水平所限，可能不能完全满足您的要求进而做到尽善尽美，治疗前应与医师充分沟通并认真阅读以下内容。

（1）请确保目前无怀孕或哺乳情况，孕期、哺乳期不建议治疗。

（2）治疗前（后）、复诊时必须拍照，作为疗效评价依据并存档。

（3）激光治疗中可能有轻微刺痛感或烧灼感，治疗后可能有轻度潮红、红斑、轻微水肿、色斑不同程度加深等，个体皮肤反应不同，医师会根据治疗情况随时调整。

（4）由于黄褐斑患者的特殊病因、个体差异、皮肤性质、之前曾接受过激光、药物或其他不明治疗等原因，少数患者会出现治疗区域暂时或持久的色素加深或局部色素脱失，遵医嘱处理后多可缓慢恢复。

（5）治疗后的护理：避免使用刺激性产品及进行剥脱性治疗，治疗区域不化妆，不热蒸，不要使用其他药品和化妆品。治疗后要严格防晒，建议应用防晒指数SPF30+以上的防晒产品及物理防晒手段（如打伞、戴帽子、墨镜等）。同时注意补水保湿，可外敷保湿补水面膜，多饮水，保持健康生活习惯。

（6）黄褐斑需按疗程多次治疗才会取得疗效，请按医嘱及时复诊。出现异常情况请及时与经治医师取得联系并来院复诊，配合治疗。

（7）其他不可预知的情况。

以上条款我已认真阅读并知晓，本人同意接受治疗。

医师签名：　　　　　　　　患者签名：

日期：　　　　　　　　　　日期：

七、激光脱毛治疗知情同意书

激光脱毛治疗知情同意书

激光脱毛是临床上最常用、最可靠的脱毛方法，但由于个体差异和现行医疗水平所限，可能不能完全满足您的要求进而做到尽善尽美，治疗前应与接诊医师充分

沟通并认真阅读以下内容。

（1）请确保目前无怀孕或哺乳情况，孕期、哺乳期不建议激光治疗。

（2）治疗前（后）、复诊时必须拍照，作为疗效评价依据并存档。

（3）治疗后会出现毛囊性红斑、水肿等反应，通常在24小时以内会逐渐消退。偶尔会出现水疱，请及时与医师联系并遵医嘱处理。

（4）激光治疗后色素沉着是亚洲人种的一个特征，因此治疗后有少部分患者出现不同程度轻微的色素沉着，这些反应一般都是属于正常的治疗反应，由于非常轻微，对工作、生活基本没有影响。但个体间存在明显的差异，也有部分人色素沉着较为明显。色素沉着一般在治疗后的4周左右达高峰，以后逐渐自行消退，个别人消退非常缓慢，请理解并配合医师进一步治疗。

（5）极少数患者会出现色素减退性白斑，此时可暂缓脱毛，这种情况通常不需要特别的治疗，大多能自行恢复。

（6）治疗后的护理：一般均要求避免直接日晒，减少色素沉着的发生；治疗后一般不需要外用抗生素软膏，除非医师认为有必要；治疗区当天可以清洗，但水温不能太热；未经医师同意，不要使用其他药物和化妆品。

（7）脱毛一般需要按疗程多次治疗，为保证疗效请在6周左右（或遵医嘱）复诊再次治疗，间隔时间过长会影响治疗的效果甚至无效。

（8）其他不可预知的情况。

以上条款我已认真阅读并知晓，本人同意接受治疗。

医师签名：　　　　　　　　　患者签名：

日期：　　　　　　　　　　　日期：

八、皮秒激光治疗知情同意书

皮秒激光治疗知情同意书

皮秒激光是治疗文身、色素相关疾病以及年轻化等问题的新技术、新方法、新设备。相较于传统激光，皮秒激光在技术上有了很大的进步，但由于个体差异和现行医疗水平所限，可能不能完全满足您的要求进而做到尽善尽美，治疗前应与接诊医师充分沟通并认真阅读以下内容。

（1）请确保目前无怀孕或哺乳情况，孕期、哺乳期不建议激光治疗。

（2）治疗前（后）、复诊时必须拍照，作为疗效评价依据并存档。

（3）治疗后皮肤可能会出现轻度灰白、红斑、水肿、紫癜，色斑不同程度加深、结痂等反应，以及不同程度的疼痛感，一般会随着皮肤的恢复而逐渐消失。

（4）治疗后由于个体差异较大，每个人的恢复情况可能有较大差别，红斑、水肿及疼痛等正常治疗反应会逐渐消退，通常在24小时以内，但眼周等特殊部位的水肿等反应较重，消退较慢。

（5）由于对激光的敏感性存在个体上的差异，治疗后有部分患者出现不同程度的色素沉着或者色素减退，通常3~6个月可自行消退，个别皮肤反应重者可能会持续一年以上。极个别患者因个体差异或色素体质的原因可能会出现难以消退的色素沉着或色素脱失。

（6）治疗后的护理：治疗前（后）避免日晒，减少色素沉着的发生。治疗区域3天内不要接触水，面部可用透明质酸敷料修护；3天后可用清水洗脸，脱痂前不用彩妆，不搓擦，不要自行使用其他药物和护肤品；小心保护创面，创面结痂于1周左右会自行脱落（勿强行揭痂）。愈合期间不要参加剧烈的运动，以免过度出汗使恢复期延长。

（7）其他不可预知的情况。

以上条款我已认真阅读并知晓，本人同意接受治疗。

医师签名：　　　　　　　　患者签名：

日期：　　　　　　　　　　日期：

九、强脉冲光治疗知情同意书

强脉冲光治疗知情同意书

强脉冲光（光子嫩肤）是治疗色斑、血管、嫩肤、脱毛、痤疮等的经典设备与方法，临床应用广泛。但由于个体差异和现行医疗水平所限，可能不能完全满足您的要求进而做到尽善尽美，治疗前应与接诊医师充分沟通并认真阅读以下内容。

（1）请确保目前无怀孕及哺乳情况，孕期、哺乳期不建议治疗。

（2）治疗前（后）、复诊时必须拍照，作为疗效评价依据并存档。

（3）治疗后可能有短暂的红肿，轻微疼痛或肿胀，极少部分患者会出现水疱、烫伤以及暂时性色素改变，请及时联系经治医师并来医院处理。

（4）治疗区3天内不化妆、不用力搓揉皮肤，可外敷保湿修复面膜。治疗前及治疗后2~4周内都要严格注意防晒，避免产生色素沉着等不良反应。

（5）每次治疗只能去除部分色素、炎症或轻度扩张的毛细血管，通常需要分次进行治疗，病变区皮损及颜色一般逐渐消退。

（6）由于对光子的敏感性存在个体上的差异，治疗后有部分患者出现色素沉着，通常3~6个月可消退，个别皮肤反应重者可能一年余。极少数患者因个体差异或色素体的原因可能会出现难以消退的色素沉着或色素脱失。

（7）其他不可预知的情况。

以上条款我已认真阅读并知晓，本人同意接受治疗。

医师签名：　　　　　　　　患者签名：

日期：　　　　　　　　　　日期：

十、射频治疗知情同意书

射频治疗知情同意书

射频是面部年轻化、紧致、提升治疗的常用设备和经典方法之一，但由于个体差异和现行医疗水平所限，可能不能完全满足您的要求进而做到尽善尽美，治疗前应与接诊医师充分沟通并认真阅读以下内容。

（1）请确保目前无怀孕或哺乳情况，孕期、哺乳期不建议射频治疗。

（2）治疗前（后）、复诊时必须拍照，作为疗效评价依据并存档。

（3）如果您有永久性植入物（如金属假牙、金属接骨板或化学物质）或体内有任何外源植入物（如心脏起搏器），请告知主诊医师。

（4）治疗时请您不要佩戴金属饰物，携带手机等，腹部治疗时如有妇科疾病请告知主诊医师。

（5）射频治疗过程中及治疗后可有轻微的痛感或灼热感，一般可以耐受，不需要外敷麻药。

（6）治疗后可能有轻度潮红、红斑、肿胀，一般数小时内即可自行消退。严重者可出现皮肤灼热、烫伤、水疱，甚至瘢痕，请及时与医师联系并来医院遵医嘱处理。

（7）射频治疗通常需要按疗程、多次进行才能达到满意疗效，请按医嘱定期复诊治疗。

（8）治疗后注意防晒与保湿，可外敷保湿面膜，涂防晒霜。

（9）治疗后请严格按照治疗后注意事项及医师的医嘱进行皮肤护理，出现异常情况请及时与经治医师取得联系并来院复诊，配合治疗。

（10）其他不可预知的情况。

以上条款我已认真阅读并知晓，本人同意接受治疗。

医师签名：　　　　　　　　患者签名：

日期：　　　　　　　　　　日期：

十一、水光针与微针治疗知情同意书

水光针与微针治疗知情同意书

水光针、微针治疗是美塑疗法的常用方法之一，具有帮助皮肤补充水分及营养成分，维持皮肤年轻化，提亮肤色，淡斑，抗炎，改善肤质，提高皮肤水润度等功效，但由于个体差异和现行医疗水平所限，可能不能完全满足您的要求进而做到尽善尽美，治疗前应与接诊医师充分沟通并认真阅读以下内容。

（1）请确保目前无怀孕或哺乳情况，孕期、哺乳期不建议治疗。

（2）治疗前（后）、复诊时必须拍照，作为疗效评价依据并存档。

（3）治疗过程中可能有轻微痛感或烧灼感，治疗前需要外敷麻药，极少数人可能会出现麻药过敏等情况，应暂停治疗或者酌情遵医嘱处理。

（4）治疗后可能有轻度红斑、丘疹、出血、疼痛、水肿、瘀青等，部分人可能会出现感染、皮下结节、爆痘甚至瘢痕等，如有上述情况请及时与经治医师联系。

（5）每次治疗只能改善部分皮肤问题及症状，通常需要分多次按疗程进行治疗才能取得相对理想的效果。

（6）治疗后的护理：24小时内严格避免沾水，预防感染，1周内避免热水洗浴、蒸桑拿、剧烈运动等，2~3周内避免日晒。

（7）治疗后一周内要注意补水保湿，可外敷补水保湿面膜。

（8）治疗后请严格按照治疗后注意事项及医嘱进行皮肤护理，出现异常情况请及时联系经治医师并来院复诊，配合治疗。

（9）其他不可预知的情况。

以上条款我已认真阅读并知晓，本人同意接受治疗。

医师签名： 患者签名：

日期： 日期：

十二、血管性皮肤病激光治疗知情同意书

血管性皮肤病激光治疗知情同意书

脉冲染料激光、长脉冲 Nd：YAG 激光、强脉冲光等均可以用于血管性皮肤病的治疗，但由于个体差异和现行医疗水平所限，可能不能完全满足您的要求进而做到尽善尽美，治疗前应与接诊医师充分沟通，并认真阅读以下内容。

（1）请确保目前无怀孕或哺乳情况，孕期、哺乳期不建议射频治疗。

（2）治疗前（后）、复诊时必须拍照，作为疗效评价依据并存档。

（3）每次激光治疗只能去除部分血管和红色印迹，通常需要分次进行治疗，病变区颜色逐渐消退。

（4）治疗后可能有短暂的水肿、疼痛、红斑加重和不同程度的紫癜，一般3~7天自行消退，部分患者会出现水疱或者烫伤，请及时联系治疗医师进行适当处理。少数患者紫癜可能持续时间较长，需3~4周才能消退，水疱或者烫伤严重者还可能出现瘢痕，要遵医嘱用药。

（5）治疗区恢复前请不要接触水、不化妆、不用力搓揉，不饮酒、不服用阿司匹林等抗凝类药物，要注意防晒，避免色素沉着。

（6）由于对激光的敏感性存在个体上的差异，治疗后有部分患者出现色素改变，通常3~6个月消退，个别皮肤反应重者可能一年以上。个别患者因个体差异或色素体质的原因可能会出现难以消退的色素沉着或色素脱失和瘢痕形成等。

（7）血管性皮肤病一般需按疗程多次治疗，请按医嘱定期复诊治疗。多次治疗（5次以上）后仍无明显改善或者出现明显的不良反应时则应停止治疗。

（8）其他不可预知的情况。

以上条款我已认真阅读并知晓，本人同意接受治疗。

医师签名：　　　　　　　　患者签名：

日期：　　　　　　　　　　日期：

十三、紫外线光疗知情同意书

紫外线光疗知情同意书

紫外线（UV）光疗是一种利用紫外线治疗皮肤病的物理方法，对银屑病、白癜风、掌跖脓疱病、玫瑰糠疹、脂溢性皮炎、湿疹等皮肤病有很好的疗效。治疗时患者应配合医务人员，并认真阅读以下内容。

（1）除接受治疗的患者外，未经工作人员允许不得进入光疗室。

（2）治疗患者必须佩戴防护紫外线的专用眼镜及其他防护器材。

（3）治疗期间治疗区域应避免过度日晒，外出时戴太阳镜。

（4）治疗当天皮损处不外用任何药品，建议先光疗，后涂药。

（5）进行全身治疗的患者必须脱掉全部衣服，男性患者光疗时须穿短裤，正常皮肤用布遮挡。

（6）治疗期间，不宜食用橙子、无花果、香菜、野菜、莴笋等具有光敏作用的蔬菜，以及四环素、磺胺、异丙嗪、氯丙嗪、喹诺酮等具有光敏作用的药物（包括光敏性中药）。

（7）治疗期间医师会根据患者皮肤反应增减照射剂量，是否增加照射剂量以及剂量增加比率依照治疗频率和治疗反应确定。原则上，增加的剂量应满足每次照射后都出现刚可见到的红斑。因个体差异性，照射部位皮肤可出现不同程度的皮肤光敏反应，如红肿、水疱、灼热或刺痛感等，如患者出现上述情况请及时告知医师，医师根据情况作出相应处理，并降低治疗剂量或延长治疗间隔时间。

（8）如出现红肿或灼热感，可局部冷敷，外出避免阳光直晒。如出现水疱，可暂停光疗，直至水疱自行吸收。

（9）治疗需延续进行，建议一周2~3次，治疗一般持续到皮肤完全缓解或者连续治疗后病情不再进一步改善为止。

（10）治疗期间患者不能擅自延长治疗时间和提前间隔治疗，治疗期间或者治疗结束后可能出现皮肤色素加深或色素脱失。大多数患者在半年至一年半之间可自行恢复，但部分患者可能会有永久性的色素沉着和色素脱失。

（11）建议患者饮食忌牛羊肉、海鲜、辛辣刺激等发物。白癜风患者忌橘子、柠檬、西红柿等含维生素C丰富的食物，多食黑芝麻、黑豆、黑木耳等。

（12）特殊人群不建议光疗：孕妇、婴幼儿、备孕者、年老行动不便者、心肺功能不全者、精神疾病患者。

以上条款我已认真阅读并知晓，本人同意接受治疗。

医师签名： 患者签名：

日期： 日期：

十四、准分子308激光治疗知情同意书

准分子308激光治疗知情同意书

准分子308激光治疗是一种利用紫外线治疗皮肤病的物理方法，对银屑病、白癜风、掌趾脓疱病、玫瑰糠疹、脂溢性皮炎、湿疹等皮肤病有很好的疗效。治疗时患者应配合医务人员，并认真阅读以下内容。

（1）除接受治疗的患者外，未经工作人员允许不得进入光疗室。

（2）治疗患者必须佩戴防护紫外线的专用眼镜及其他防护器材。

（3）治疗期间治疗区域应避免过度日晒，外出时戴太阳镜。

（4）治疗当天皮损处不外用任何药品，建议先光疗，后涂药。

（5）进行治疗的患者，正常皮肤用布遮挡。

（6）治疗期间，不宜食用橙子、无花果、香菜、野菜、莴笋等具有光敏作用的

蔬菜，以及四环素、异丙嗪、氯丙嗪、喹诺酮等具有光敏作用的药物（包括光敏性中药）。

（7）治疗期间医师会根据患者皮肤反应增减照射剂量，是否增加照射剂量以及剂量增加比率依照治疗频率和治疗反应确定。原则上，增加的剂量应满足每次照射后都出现刚可见到的红斑。因个体差异性，照射部位皮肤可出现不同程度的皮肤光敏反应，如红肿、水疱、灼热或刺痛感等，如患者出现上述情况请及时告知医师，医师根据情况作出相应处理，并降低治疗剂量或延长治疗间隔时间。

（8）如出现红肿或灼热感，可局部冷敷，外出避免阳光直晒。如出现水疱，可暂停光疗，直至水疱自行吸收。

（9）治疗需延续进行，建议一周2~3次，治疗一般持续到皮肤完全缓解或者连续治疗后病情不再进一步改善为止。

（10）治疗期间患者不能擅自延长治疗时间和提前间隔治疗，治疗期间或者治疗结束后可能出现皮肤色素加深或色素脱失。大多数患者在半年至一年半之间可自行恢复，但部分患者可能会有永久性的色素沉着和色素脱失。

（11）建议患者饮食忌牛羊肉、海鲜、辛辣刺激等发物。白癜风患者忌橘子、柠檬、西红柿等含维生素C丰富的食物，多食黑芝麻、黑豆、黑木耳等。

（12）特殊人群不建议光疗：孕妇、婴幼儿、备孕者、年老行动不便者、心肺功能不全者、精神疾病患者。

以上条款我已认真阅读并知晓，本人同意接受治疗。

医师签名：　　　　　　　　患者签名：

日期：　　　　　　　　　　日期：

十五、光动力治疗皮肤肿物知情同意书

光动力治疗皮肤肿物知情同意书

光动力疗法（PDT）是用光敏药物和激光活化治疗肿瘤疾病的一种方法，对增生性病变的皮肤病具有很强的针对性。由于异常增生的病变组织吸收光敏药物多，正常组织吸收光敏药物少，而光动力疗法主要破坏吸收了光敏药物的病变组织，所以光动力疗法有破坏病变组织又不伤及正常组织的特点。其优势为：① 治疗潜在病变——特异性强；② 治疗特殊部位病变——实用性强；③ 治疗疾病无痛苦——人性化强。

（1）光动力治疗的禁忌证

①光敏性疾病患者（SLE、慢性光敏性皮炎）、皮肤光过敏者、卟啉症患者、对

卟啉过敏者；

②对局部用盐酸氨酮戊酸溶液任何成分过敏的患者；

③孕妇或哺乳期妇女；

④使用光敏性药物者（3个月以内）。

（2）治疗可能发生的风险及局限性

①照射部位会出现轻微的红肿、疼痛；少数患者照射部位出现红肿较为严重或持续一段时间；

②治疗3天后疣体开始出现脱落，形成小的溃疡面，需要保持治疗区域的清洁和干燥；

③我理解虽然光动力治疗是目前治疗疗效确定而且复发较少的治疗方法，但对部分患者效果不佳，需要治疗的次数较多；我将与医师一起分析并努力治疗；

④我理解治疗过程中如果我不遵医嘱，可能影响治疗效果。

我已详细阅读上述患者须知内容，愿意接受光动力治疗。

医师签名：　　　　　　　　患者签名：

日期：　　　　　　　　　　日期：

十六、光动力治疗鲜红斑痣知情同意书

光动力治疗鲜红斑痣知情同意书

目前，鲜红斑痣的治疗仍是国际性难题，多数患者依然得不到彻底治愈。复美达（注射用海姆泊芬）光动力是鲜红斑痣治疗技术，该方法是通过静脉输注光敏剂，在适当波长激光的照射下破坏扩张畸形的毛细血管，达到治疗鲜红斑痣的目的。患者可能需要接受1~2个疗程的治疗，3次为一疗程。医师详细询问病史后即进行相应的检查，确定治疗部位。治疗结束后，患者需要复查并接受下一次治疗，间隔时间为2~3个月。

（1）为了对患者的病变进行准确的记录与存档，医师需要对病变部位进行拍照；在家待诊期间，嘱患者自行拍照以保留治疗后的各种反应，便于医师制定更符合患者实际情况的治疗方案。

（2）可能出现的治疗反应与注意事项

1）鲜红斑痣的光动力治疗可能出现不同程度的治疗反应/不良反应，包括以下风险：治疗部位红肿、红斑、水疱形成、创口感染、结痂、创口愈合不良、局部瘢痕形成、红色加重、疾病可能复发、色素沉着、色素减退。治疗后应严格按照医嘱，如护理不当可能出现水疱、感染、伤口愈合延迟等，并可能出现皮肤色素改变

甚至瘢痕。

2）请注意包括但不限于以下所述内容。

①治疗结束后将会出现一过性光敏现象，在治疗后两周内避免阳光直射和强光源照射（强光源包括但不限于日光浴、大功率卤素灯、手术室及牙科诊所的强光等）。如患者在治疗后两周内需要外出，必须穿保护性服装（如宽檐帽、长袖长裤、手套等）以保护皮肤，佩戴墨镜以保护眼睛。紫外线防护剂不能有效防止光敏反应。如防护不当，则可能出现光敏反应，如皮肤灼伤、头晕、畏光等情况发生，一旦出现光过敏现象，需立即就医。但患者亦不应完全处于黑暗状态，可将皮肤暴露于正常的室内光线，这有利于使皮肤残留的药物失活。

②光源照射期间，多数患者会出现一定的灼热与瘙痒感，如瘙痒明显可向治疗医师反映，但不建议擅自移动治疗部位，以免影响治疗效果。

③光源照射结束后，需即刻进行冷敷，并在治疗后3天内间断使用冷敷以促进消肿，且治疗区域不可沾水，不可搔抓。

④治疗后如出现结痂，需待痂皮自然脱落，切不可私自强行撕脱。

⑤部分患者于治疗后可能出现色素沉着，一般将于数月后自行消退。

⑥遵医嘱完成正规、足疗程护理，定期随访。

（3）医师声明　医师将严格按照医疗工作制度及操作常规进行治疗，并告知患者及其家属治疗过程及可能出现的并发症。若患者及家属同意治疗并承担可能的风险，请签字表示认可。一旦出现上述情况患者或家属应表示理解，并且不得以任何经济或责任等理由与院方发生纠纷。从科学严谨程度上讲，以上治疗均不能确保百分之百的治愈率。治疗过程非一次性完成，需要多次，具体治疗次数因人而异。

（4）患者知情选择

①患者理解任何所用药物都可能产生产品说明书所列出的不良反应，包括轻度的恶心、皮疹等症状及严重的过敏性休克，甚至危及生命。

②患者承诺向医疗机构如实告知个人史及既往病史，否则自行承担由此产生的不良后果。

③患者承诺严格遵守本知情同意书中所列的注意事项，否则自行承担由此产生的不良后果。

④患者理解由于个人审美观点不同和现行医疗水平所限，该方法的治疗效果不一定能完全满足患者需求。

⑤患者对治疗前后的拍照表示理解和接受，并且同意医院将照片用于学术交流、发表论文、科研教学和医院宣传等。

⑥患者承诺并未得到治疗百分之百有效的许诺。

⑦患者本人（或监护人）已经详细阅读知情同意书，知道了光动力治疗的优越性和风险性，为了患者的身心健康着想，强烈恳请医师尽快实施治疗措施，愿意承担由此带来的可能风险。

本人（或监护人）已经仔细阅读本知情同意书中的全部内容，我已对治疗过程中及治疗结束后可能出现的相关风险、注意事项及医疗拍摄等都有了清楚的了解和明确的认识，并表示同意，经慎重考虑，决定接受治疗。

医师签名：　　　　　　　　　患者签名：

日期：　　　　　　　　　　　日期：

如果患者无法签署知情同意书，请患者家属或患者的法定监护人、授权委托人签名。我已将光动力治疗鲜红斑痣的相关风险详细告知患者。

医师签名：　　　　　　　　　监护人/授权委托人签名：

日期：　　　　　　　　　　　日期：

十七、拔罐治疗知情同意书

拔罐治疗知情同意书

大量医学实践证明拔罐治疗在皮肤病及体质调理方面具有独特的疗效和优势。由于各种医学治疗方法均有一定的风险，同时疾病本身的转归、预后及患者体质的特殊性等原因，均使患者在治疗或住院期间可能发生以下并发症或意外情况，虽然发生率很低，但是不能完全避免。为切实保证拔罐的顺利进行，特向患者家属说明在拔罐治疗过程中有可能出现的情况，并认真阅读以下内容。

（1）拔罐治疗过程（前、中、后），若出现局部肌肉等软组织紧、胀、痛感属正常现象。

（2）拔罐治疗过程中，个别患者有可能出现偶发晕罐（拔罐过程中患者突然发生头晕、目眩、心慌、恶心甚至晕厥）的情况。

（3）拔罐后有可能出现皮肤瘙痒、表皮脱落，并且有潮红、紫红、紫黑、暗色等色印、色素沉着，甚至出现水疱、血疱等均属正常情况。

（4）拔罐会使皮肤表面产生轻微疼痛，属正常现象。

（5）拔罐治疗过程中，若患者不配合治疗或发现患者病情不适合拔罐治疗，则随时中止拔罐治疗。

（6）其他不可预见的意外情况。

经医师向我详细说明病情及拔罐治疗方法后，我出于自愿并完全认知的情况下，同意选择拔罐治疗，愿意积极配合治疗，了解上述情况并承担风险。

医师签名：　　　　　　　　患者签名：

日期：　　　　　　　　　　日期：

十八、放血治疗知情同意书

放血治疗知情同意书

大量医学实践证明放血治疗在皮肤病及体质调理方面具有独特的疗效和优势。由于各种医学治疗方法均有一定的风险，同时疾病本身的转归、预后及患者体质的特殊性等原因，均使患者在治疗或住院期间可能发生以下并发症或意外情况，虽然发生率很低，但是不能完全避免。为切实保证放血的顺利进行，特向患者及家属说明在放血治疗过程中有可能出现的情况，并认真阅读以下内容。

（1）放血治疗是利用三棱针点刺皮肤出血，局部感觉刺痛属正常现象。

（2）放血治疗过程中，个别患者有可能出现偶发晕针（点刺过程中患者突然发生头晕、目眩、心慌、恶心甚至晕厥）的情况。

（3）放血治疗过程中，由于疾病的自然进展出现病情和症状的复发、加重及在治疗过程中出现其他新的疾病属正常现象，非放血治疗造成（如带状疱疹、面瘫等病）。

（4）放血后有可能出现皮肤瘙痒、表皮脱落，并且有潮红、紫红、紫黑、暗色等色印、色素沉着，甚至出现水疱、血疱等均属正常情况。

（5）放血治疗过程中，若患者不配合治疗或发现患者病情不适合放血治疗，则随时中止放血治疗。

（6）其他不可预见的意外情况。

经医师向我详细说明病情及放血治疗方法后，我出于自愿并完全认知的情况下，同意选择放血治疗，愿意积极配合治疗，了解上述情况并承担风险。

医师签名：　　　　　　　　患者签名：

日期：　　　　　　　　　　日期：

十九、割治治疗知情同意书

割治治疗知情同意书

大量医学实践证明割治治疗在皮肤病瘙痒方面具有独特的疗效和优势。由于各种医学治疗方法均有一定的风险，同时疾病本身的转归、预后及患者体质的特殊性等原因，均使患者在治疗或住院期间可能发生以下并发症或意外情况，虽然发生率很低，但是不能完全避免。为切实保证割治的顺利进行，特向患者及家属说明在割治治疗过程中有可能出现的情况，并认真阅读以下内容。

（1）割治是利用三棱针划破耳轮，将药物置于耳轮处的过程，感觉刺痛属正常现象。

（2）割治过程中，个别患者有可能出现偶发晕针（针刺过程中患者突然发生头晕、目眩、心慌、恶心甚至晕厥）的情况。

（3）割治治疗过程中，由于疾病的自然进展出现病情和症状的复发、加重及在治疗过程中出现其他新的疾病属正常现象，非割治治疗造成（如带状疱疹、面瘫等病）。

（4）割治后，个别患者对药物敏感，引起皮肤瘙痒、表皮脱落，并且有潮红甚至出现水疱等均属正常情况。

（5）割治治疗过程中，若患者不配合治疗或发现患者病情不适合割治治疗，则随时中止割治治疗。

（6）其他不可预见的意外情况。

经医师向我详细说明病情及割治治疗方法后。我出于自愿并完全认知的情况下，同意选择割治治疗，愿意积极配合治疗，了解上述情况并承担风险。

医师签名：　　　　　　　患者签名：

日期：　　　　　　　　　日期：

二十、埋线治疗知情同意书

埋线治疗知情同意书

大量医学实践证明埋线治疗在皮肤病及体质调理方面具有独特的疗效和优势。由于各种医学治疗方法均有一定的风险，同时疾病本身的转归、预后及患者体质的特殊性等原因，均使患者在治疗或住院期间可能发生以下并发症或意外情况，虽然发生率很低，但是不能完全避免。为切实保证埋线的顺利进行，特向患者及家属说明在埋线治疗过程中有可能出现的情况，并认真阅读以下内容。

（1）埋线治疗过程（前、中、后），若出现局部及沿经络、神经传导的肌肉等软组织酸、麻、胀、肿、痛及偶发刺痛属正常现象。

（2）埋线治疗过程中，个别患者有可能出现偶发晕针（埋线过程中患者突然发生头晕、目眩、心慌、恶心甚至晕厥）的情况。

（3）埋线治疗过程中因患者随意更改体位而造成的滞针、断针，后果由患者及家属承担。

（4）埋线治疗过程中，由于疾病的自然进展出现病情和症状的复发、加重及在治疗过程中出现其他新的疾病属正常现象，非埋线治疗造成（如带状疱疹、面瘫等病）。

（5）埋线会使皮肤表面产生轻微疼痛，属正常现象。

（6）埋线治疗过程中，若患者不配合治疗或发现患者病情不适合埋线治疗，则随时中止埋线治疗。

（7）其他不可预见的意外情况。

经医师向我详细说明病情及埋线治疗方法后，我出于自愿并完全认知的情况下，同意选择埋线治疗，愿意积极配合治疗，了解上述情况并承担风险。

医师签名：　　　　　　　　患者签名：

日期：　　　　　　　　　　日期：

二十一、针灸治疗知情同意书

针灸治疗知情同意书

大量医学实践证明针灸经络治疗在皮肤病及体质调理方面具有独特的疗效和优势。由于各种医学治疗方法均有一定的风险，同时疾病本身的转归、预后及患者体质的特殊性等原因，均使患者在治疗或住院期间可能发生以下并发症或意外情况，虽然发生率很低，但是不能完全避免。为切实保证针灸的顺利进行，特向患者及家属说明在针灸治疗过程中有可能出现的情况，并认真阅读以下内容。

（1）针灸治疗过程（前、中、后），若出现局部及沿经络、神经传导的肌肉等软组织酸、麻、胀、肿、痛及偶发刺痛属正常现象。

（2）针灸治疗过程中，个别患者有可能出现偶发晕针（针刺过程中患者突然发生头晕、目眩、心慌、恶心甚至晕厥）的情况。

（3）针灸治疗过程中因患者随意更改体位而造成的滞针、断针，后果由患者及家属承担。

（4）针灸治疗过程中，由于疾病的自然进展出现病情和症状的复发、加重及在治疗过程中出现其他新的疾病属正常现象，非针灸治疗造成（如带状疱疹、面瘫等病）。

（5）针灸会使皮肤表面产生轻微疼痛，属正常现象。

（6）针灸治疗过程中，若患者不配合治疗或发现患者病情不适合针灸治疗，则随时中止针灸治疗。

（7）其他不可预见的意外情况。

经医师向我详细说明病情及针灸治疗方法后我出于自愿并完全认知的情况下，同意选择针灸治疗，愿意积极配合治疗，了解上述情况并承担风险。

医师签名： 患者签名：

日期： 日期：

（岳丹霞 王聪敏）

第八章 皮肤美容感染预防与控制管理

第一节 组织与职责

现代生活中，拥有健康靓丽的肌肤已成为自信和成功的标志，美容技术也从单纯的生活美容转向专业化、规范化的医学美容。同时也对美容技术控制标准提出了更高的要求。医院感染防控、保证医疗质量和医疗安全成为治疗成功的关键因素。各级美容机构应根据治疗项目和风险系数建立健全医院感染管理三级防控组织，明确各级人员职责，为医美感染预防控制工作奠定强有力的组织基础。

1.医院感染管理委员会

制定医院感染管理政策和标准，起草规划、方案，对临床感染防控成效进行评价和可行性的论证。

2.医院感染管理与疾病控制科

汇总分析、流调制定措施、案例分析、院内通报、继续教育等。

3.科室医院感染管理小组

由科室主任任组长、护士长任副组长，组员包括科室医院感染控制医师（ICD）、医院感染控制联络护士（ICLN）。

（1）感控组长、副组长　在医院感染管理委员会领导和感染管理科专业指导下，制定并落实科室医院感染管理方案，结合本科室医院感染管理的特点，制定管理制度并组织实施。

（2）感控医师（ICD）　在科主任的领导下，在感染管理科的指导下，负责本科室医院感染与传染病监测、预防与控制工作的具体实施。专业工作职责：①监督本科室人员严格执行消毒隔离制度、标准预防、无菌操作技术。②掌握医院感染诊断标准，对感染高风险患者进行评估并下达相关医嘱，监督并落实各项检验标本的准确采集，提高病原学送检率。④在医院感染诊断与处置环节中，能及时地与感控专职人员、临床药师、微生物学医师、感控护士进行有效的沟通，落实最佳的诊疗方案。

（3）感控联络护士（ICLN）　在科室护士长的领导下，在感染管理科的指导下，负责本科室医院感染与传染病监督、预防与控制工作的具体实施。专业工作职责：①监督本科室人员严格执行消毒隔离制度、标准预防、无菌操作技术。②了解医院感染诊断标准，协助医师按检验科室的要求对疑似或确诊医院感染的病例留取临床检验标本，及时送病原学检查和药敏实验。③掌握医院常用消毒剂使用方法，掌握本科室消毒隔离方法并能组织实施，对保洁、医疗废物处理等工作提供专业性指导，督促相关人员做好工作记录。④掌握消毒剂的浓度、环境卫生学检测方法，并协助微生物科、感染管理科开展监测工作。⑤掌握标准预防的原则和方法，指导监督本科室工作人员做好标准预防工作。⑥在本科室开展预防医院感染的健康教育，负责对本科室的患者、保洁员、陪护员、配膳员及探视人员进行医院感染预防控制知识的宣传和监督工作。

（申　琳　郭宁宁）

第二节　医院感染防控监测技术

医院感染管理工作与每一名医务人员息息相关，医疗过程中医务人员不规范的医疗行为将增加患者医院感染的发生率，因此加强医院感染管理工作，掌握医院感染防控监测技术，是预防医院感染的发生和保证医疗安全和医疗质量的关键。

（1）合理的功能分区　合理的布局是实施正确隔离的途径之一，按照符合功能要求、防止交叉感染的需求进行建筑规划和设计，为有效隔离提供基础保障。将皮肤美容咨询、有创治疗、无创治疗进行分区，减少人员流动，一医一患。各治疗室每天自然通风≥2次，每次30分钟，保持室内空气新鲜。

（2）科室工作人员应掌握标准预防的原则和方法，严格执行消毒隔离制度、标准预防、无菌操作技术。医务人员严格把握手卫生时机，遵循七步洗手法，做好标准预防工作。

（3）无菌物品与非无菌物品分类放置，标识应清晰，已开启的无菌用品或配置的无菌溶液应注明开启日期和失效期。

（4）进入人体组织、无菌器官的医疗器械、器具和物品必须达到灭菌水平。

（5）接触皮肤、黏膜的医疗器械、器具和物品必须达到消毒水平。治疗手具用95%乙醇轻擦拭，仪器表面用75%乙醇或消毒湿巾擦拭。一次性使用的医疗器械、器具不得重复使用。

（6）皮肤美容治疗和护理使用的床单、面部美容使用的包头巾、洁面巾等均为一次性使用医疗物品。

（7）保洁人员的标准预防也要做好做到位，按照配发的工作服、口罩、帽子、手套、防护靴、防护围裙正确着装，遵守手卫生时机。

（8）消毒液的浓度监测达标，不使用无标识的清洁、消毒产品；保洁用具分区域放置，用后清洁消毒，保持干燥备用，被血液、体液污染后可先用吸湿材料去除可见的污染物，再进行清洁和消毒。

（9）医院废物按感染性废物、损伤性废物、病理性废物、化学性废物、可回收废物等标识分类放置，处理符合规范。医疗废物专用包装袋和锐器盒3/4满时，应严密封口转运，并标注医疗废物产生的科室、时间、类别、备注等，以备追溯。

（10）保护易感人群，因某种疾病导致免疫力低下者和正在使用大剂量激素或免疫抑制剂治疗者，应暂缓皮肤美容治疗。

（申 琳 郭宁宁）

第三节 个人感染防控操作技术

一、手卫生

（1）目的 去除手部污染，防止病原体经手传播。

（2）用物 流动水洗手设施、皂液或其他洗手液、干手物品或设施。

（3）操作步骤

①掌心相对，手指并拢，相互揉搓。

②掌心相对，双手交叉指缝相互揉搓。

③手心对手背沿指缝相互揉搓，交换进行。

④弯曲手指，使关节在另一手掌心旋转揉搓，交换进行。

⑤一手握住另一手大拇指旋转揉搓，交换进行。

⑥将五个手指尖并拢放在另一手心旋转揉搓，交换进行。

⑦一手握住另一手手腕旋转揉搓，清洗腕部，交换进行。

⑧无流动水的情况下，若手部无可见的明显污染，可采用手消毒液进行七步洗手法。

（4）注意事项

①洗手之前应先摘除手部饰物，并修剪指甲，长度应不超过指尖。

②取适量的清洁剂清洗双手，并注意清洁指甲下和手部皮肤的褶皱处的污垢。

③不应戴假指甲，保持指甲和指甲周围组织的清洁。

④明确洗手指征 在接触伤病员前、进行清洁无菌操作前；接触体液后、接触伤病员后、接触伤病员周围物品后。

⑤洗手时间至少大于20秒。

⑥戴手套不能代替洗手，摘手套后应用洗手液和流动水清洁双手。

二、戴摘一次性医用口罩

（1）目的 保护医务人员避免接触感染源，防止经呼吸道飞沫和空气传播疾病。

（2）用物 一次性外科口罩。

（3）操作步骤

①操作者着装整洁。

②辨识一次性口罩正反面，浅色朝内，蓝色朝外。

③将口罩罩住鼻、口及下巴，金属软条一边向上。

④将口罩的松紧系带挂于双耳。

⑤将双手指尖放在鼻夹上，从中间位置开始，用手指向内按压，并逐渐向两侧移动，根据鼻梁形状塑造鼻夹。

⑥调整系带的松紧度。

⑦摘口罩的方法：不要接触口罩的前面（污染面），用手仅捏住口罩的系带，丢至医疗废物容器内。

（4）注意事项

①不应一只手捏鼻夹。

②医用口罩只能一次性使用，使用时间不超过4小时。口罩潮湿后、受到伤病员血液、体液污染后，应及时更换。

③一般诊疗活动，可佩戴医用口罩；手术室工作或护理免疫功能低下伤病员、进行体腔穿刺等操作应佩戴医用口罩；接触经空气传播或近距离接触经飞沫传播的呼吸道传染病伤病员时，应佩戴医用防护口罩。

④每次佩戴医用防护口罩进入工作区域之前，应进行密合性检查。

三、护目镜或防护面罩

（1）目的 避免辐射光对眼睛造成伤害。

（2）用物 护目镜、防护眼罩。

（3）操作步骤

①佩戴前检查有无破损，佩戴装置有无松懈。

②抓住护目镜或防护面罩的耳围或头围戴上，调节舒适度。

③抓住耳围或头围的末端摘掉，不要触摸前面部。

④可重复使用的放入固定回收容器内集中清洁消毒。

⑤手卫生。

（4）注意事项

①用于固定护目镜或防护面罩的耳围或头围是相对清洁部位，前面部是污染部位。脱卸时抓住相对清洁部位。

②护目镜或防护面罩污染后及时更换。

（刘　丹　李海涛）

第四节　锐器伤预防及处理

一、锐器伤预防措施

（1）进行各种与血液、体液、分泌物和排泄物有关的操作时戴手套。必要时如手部皮肤有破损或接触HIV患者可戴双层手套。

（2）进行侵袭性操作过程中，保证环境宽敞、光线充足，避免操作中因他人碰撞或光线等原因导致锐器伤的发生。

（3）治疗过程中传递剪刀、针等小锐器时，应将锐器放在无菌弯盘，尖端朝向自己，柄端递予治疗者。治疗完成后将锐器放在弯盘中，尖端朝向自己，柄端递予护士。

（4）锐器用完后应直接放入规范的利器盒中。护士拔输液针时应带利器盒，输液针头直接放入利器盒内，避免拔针后未及时处理造成利器伤。

（5）禁止双手回套针帽，如需盖帽只能单手盖帽或借用专用套帽装置；禁止弯曲被污染的针具；禁止用手分离使用过的针具和针管；禁止用手直接接触污染的针头、剪刀等锐器；禁止直接将锐器投入垃圾袋内；禁止用手直接整理锐器盒盖上或边缘的针头。

（6）禁止用手直接拿取被污染的破损玻璃物品，应使用刷子、垃圾铲或夹子等器械处理。

（7）处理污物时，严禁用手直接抓取污物，不能用手压挤、来回翻寻废物，以免被锐器刺伤。

（8）穿能盖住足背的隔离鞋或工作鞋，防止碎玻璃、针头掉下来刺破足背皮肤。

二、锐器伤的应急处理

（1）挤压伤口 从近心端向远心端，尽量多挤出污染血液。

（2）冲洗伤口 流动水或肥皂水冲洗至少5分钟。

（3）消毒伤口 复合碘消毒液消毒。

（4）包扎伤口 用创可贴包扎伤口，伤口较大时用纱布包扎。每日定期更换。

（5）职业暴露报告与登记 填写锐器伤职业暴露登记表；向护士长和医师感染管理部门报告。

（6）职业暴露风险评估。

（7）根据评估建议，进行必要的体检及处置。

（8）定期随访，必要时进行心理干预和健康关怀。

（刘　丹　余明莲　王爱华）

第五节　常用的消毒方法

一、含氯消毒剂配制法

（1）按所需配制溶液浓度（含氯消毒剂浓度0.05%相当于500mg/L），取消毒片，加入自来水，混匀。

（2）置好后进行浓度监测。

（3）30秒内在自然光下与标准色块对比，读出对应颜色有效浓度值。超过1分钟，颜色显示失效。当有效浓度大于标准色块最大浓度时，先适当稀释再进行检测，所读有效浓度值乘以稀释倍数即为消毒剂溶液有效浓度。

（4）密闭容器保存，标明配制时间，使用时限≤24小时。

（5）浸泡消毒时，物品必须完全浸入消毒液内，作用到规定时间后，取出用流动水冲洗干净，干燥避污存放。

二、戊二醛消毒液配制法

（1）环境准备，开窗通气，保持空气流通。

（2）检查戊二醛消毒液的生产日期及有效期。

（3）加入pH值调节剂（A剂－碳酸氢钠），摇匀。

（4）加入除锈剂（B剂－亚硝酸钠），摇匀。

（5）注明戊二醛消毒液的配制日期及有效使用日期。

（6）测量配制的戊二醛消毒液的有效浓度：将指示色块浸入戊二醛消毒液中约2秒，取出，色块面朝上，置于瓶盖上5~8分钟。

（7）测试卡判读结果，均匀黄色溶液浓度在1.8%~2.2%，若全部或仍有部分白色，溶液浓度小于1.8%。

（刘　丹　王爱华）

第六节　医疗环境及设备清洁消毒

一、清洁用品的消毒

（1）手工清洗与消毒

①擦拭布巾（抹布）：清洗干净，在0.05%含氯消毒液中浸泡10分钟后冲净消毒液，干燥备用。

②地巾：清洗干净，在0.1%含氯消毒液中浸泡10分钟后冲净消毒液，干燥备用。

（2）自动清洗与消毒　使用后的布巾、地巾等物品放入清洗机内，按照清洗器产品的使用说明进行清洗与消毒，一般程序包括水洗、洗涤剂洗、清洗、消毒、烘干、取出备用。

（3）注意事项　布巾、地巾应分区清洗消毒。

二、地面和物体表面的清洁与消毒

（1）地面的清洁与消毒　地面无明显污染时，采用湿式清洁。当地面被患者体液血液污染后先用吸湿材料去除可见的污染物，再用0.1%含氯消毒液对污染区消毒，10分钟后再用清水擦拭。

（2）物体表面的清洁与消毒　室内用品如桌子、椅子、凳子、床头柜等表面无明显污染时采用湿式清洁。当物体表面被患者体液、血液污染后先用吸湿材料去除可见的污染物，再用0.05%含氯消毒液对污染区消毒，10分钟后用清水擦拭。

三、仪器设备表面的清洁与消毒

仪器设备每日湿式清洁，采用一次性医用消毒抹布（表面消毒巾）擦拭。

（刘 丹 王聪敏 李海涛）

第七节 医院垃圾分类及管理

一、医疗垃圾分类

1.感染性废物

（1）被患者血液、体液、排泄物污染的物品，包括棉球、棉签、纱布及其他各种敷料；一次性使用卫生用品、一次性使用医疗用品及一次性医疗器械；废弃的被服；其他被污染物品。

（2）各种废弃的医学标本。

（3）废弃的血液、血清。

（4）使用后的一次性使用医疗用品及一次性医疗器械。

（5）放入黄色塑料袋（带标识的专用医疗废物袋）。

2.损伤性废物

（1）医用针头、缝合针。

（2）各类医用器械，如手术刀、备皮刀等。

（3）载玻片、玻璃试管、玻璃安瓿等。

（4）放入黄色利器盒（带标识的专用盒）。

3.病理性废物

（1）手术及其他诊疗过程中产生的废弃的人体组织、器官。

（2）医学实验动物的组织、尸体。

（3）病理切片后废弃的人体组织、病理蜡块等。

（4）放入黄色塑料袋（带标识的专用医疗废物袋）。

4.化学性废物

（1）废弃的过氧乙酸、戊二醛等化学消毒剂。

（2）废弃的汞血压计、汞体温计。

（3）放入黄色塑料袋（带标识的专用医疗废物袋）。

二、可回收垃圾

1.塑料输液瓶/袋

使用后、未被患者血液、体液、排泄物污染的各种一次性塑料输液瓶/袋，放入蓝色塑料袋。

2.玻璃输液瓶

使用后、未被患者血液、体液、排泄物污染的各种玻璃输液瓶，放入蓝色塑料袋。

3.生活垃圾

除医疗废物和可回收物以外的各种垃圾，如日常生活产生的垃圾、各种包装袋等，放入黑色塑料袋。

（刘　丹　李海涛）

第九章 皮肤美容护理质量管理与持续改进

第一节 护理质量管理的实施

一、护理质量管理概述

护理质量管理是指按照护理质量形成过程和规律，对构成护理质量的各个要素进行计划、组织、协调和控制，以保证护理服务达到规定的标准和满足服务对象需要的活动过程。护理质量管理首先必须确立护理质量标准，有了标准，管理才有依据，才能协调各项护理工作，用现代科学管理方法，以最佳的技术、最低的成本和最少时间，提供最优质的护理服务。护理质量是衡量医院服务质量的重要标志之一，它直接影响着医院的临床医疗质量、社会形象和经济效益等。护理质量和安全管理是护理管理的核心，护理质量的优劣直接影响疾病的治疗效果，甚至关系到患者的生命安危，并影响医院的总体医疗质量。

护理质量管理的目标将致力于提高患者的生命质量和生活质量。护理质量管理应转变质量管理模式，在结合国情的基础上借鉴发达国家的经验，建立符合以服务对象的需求为导向、更加注重预防质量问题发生的质量管理指标和评价机制。以全面质量管理为基础，以健全的质量保证体系为核心，以信息控制为手段的护理质量保证管理，将成为21世纪护理质量管理的发展方向。通过开展护理质量控制管理工作，使护理人员在业务行为、活动、思想等方面符合客观要求，促进内涵建设，保证和提高护理质量，满足患者的需求，同时有利于发现问题，进一步改进工作。

二、护理质量管理模式

（一）PDCA循环管理

1.概述

PDCA管理循环就是按照计划（plan）、执行（do）、检查（check）、处理（action）四个阶段来进行质量管理，并循环不止进行下去的一种管理工作程序，由美国质量管理专家休哈特提出，由戴明采纳、宣传，获得普及，所以又称戴明循环。

2.步骤

（1）计划阶段 计划阶段包括制定质量方针、目标、措施和管理项目等计划活动。这一阶段分为四个步骤：①调查分析质量现状，找出存在的问题；②分析调查产生质量问题的原因；③找出影响质量的主要因素；④针对主要原因，拟定对策、计划和措施。

（2）执行阶段　执行阶段是管理循环的第5个步骤。它是按照拟定的质量目标、计划、措施具体组织实施和执行。

（3）检查阶段　检查阶段是管理循环的第6个步骤。它是把执行结果与预定目标进行对比，检查计划目标的执行情况。在此阶段，应对每一项阶段性实施结果进行全面检查，注意发现新问题、总结经验、分析失败原因，以指导下一阶段的工作。

（4）处理阶段　处理阶段包括管理循环的第7、8两个步骤。第7步为总结经验教训，将成功的经验形成标准，将失败的教训进行总结和整理，记录在案，以防再次发生类似事件。第8步是将不成功和遗留的问题转入下一循环中去解决。

3.特点

（1）大环套小环，互相促进。整个医院是一个大的PDCA循环，护理部是其中一个中心PDCA循环，各护理单位如病区、手术室等又是小的PDCA循环。大环套小环，直至把任务落实到每一个人；反过来小环保大环，从而推动质量管理不断提高。

（2）阶梯式运行，每转动一周就提高一步。PDCA四个阶段周而复始地运转，每循环一圈就要使质量水平和管理水平提高一步，呈阶梯式上升。PDCA循环的关键在于"处理阶段"，就是总结经验，肯定成绩，纠正失误，找出差距，避免在下一循环中重复错误。

（二）QUACERS模式

QUACERS模式即质量保证、成本效益、危机管理和员工需要模式，该模式重视护理质量管理的四个方向，并确保均衡发展，具体包括：①做好患者照顾的质量保证；②有效掌握医疗护理照顾的成本效益；③做好患者和工作人员的安全措施；④满足工作人员的需求，如晋升、提薪、学习与发展等。

三、护理质量评价标准

护理质量评价标准内容包括护理管理工作评价标准、临床护理工作质量评价标准及专科护理质量评价标准。

（1）科室成立护理质量督导组　在院护理部领导下，科室成立护理质量督导组，主要职责是对各岗位护理工作进行常规督导检查，同时对发现的薄弱环节、重点部位进行指导帮带。

（2）开展质量督导检查　每月常规对各岗位的护理质量进行督导，检查内容包括病区管理质量、急救物品管理质量、消毒隔离管理质量、责任制整体护理落实质量、护理文书书写质量等，同时结合专项内容进行督导检查。

（3）进行质量分析讲评　每月对各岗位检查发现的问题进行汇总分析，组织召开护理质量分析会，拟定质量改进措施，并组织实施。

（4）护理质量过程指标　病区管理质量合格率≥95%；急救物品管理合格率 为100%；消毒隔离管理合格率≥95%；责任制整体护理落实合格率≥95%；护理文书质量合格率≥95%。

（5）护理质量检查评价表（五大项）。

病区管理质量检查评价表

病区　　　　　　时间　　　　　　检查人

一、护士行为规范	27. 高警示药品有醒目标识，单独存放
1. 护士在岗在位，无离岗、脱岗	28. 医用冰箱管理规范，物品分区放置
2. 护士着装仪表符合要求	29. 各种车辆、治疗盘及储物柜清洁规范
3. 护理人员行为举止端庄	30. 仪器清洁不尘，定期保养性能良好
4. 护士站无扎堆聊天、大声喧哗现象	31. 输血后血袋处置方法正确
5. 护士不看与工作无关的书籍、报刊	五、护理质量管理
6. 护士上班不打私人电话、不干私事、不玩手机	32. 按要求落实责任制整体护理排班
7. 护士值班时精神状态好，无睡觉现象	33. 病区有一级质控小组及分工，按要求进行一级质控有记录
二、病区环境管理	34. 护士长跟班检查有记录
8. 门禁管理规范	35. 每月组织质量分析，对质量问题有改进和跟踪
9. 护士站清洁整齐，无与工作无关的物品	36. 每月组织安全隐患分析，制定防范措施，有记录
10. 病区呼叫器使用规范，处于备用状态	37. 不良事件按要求及时规范上报，并进行分析整改有记录
11. 病区安静、无噪音，无常明灯、长流水	38. 护理会诊制度落实并记录
12. 办公室、更衣室、值班室清洁整齐	39. 护士长按要求组织查房及疑难病例讨论，并有记录
13. 晾衣间、阳台清洁、无杂物	六、培训教学管理
14. 卫生间、污洗间清洁、规范，无异味	40. 病区有业务学习、岗位练兵计划并组织落实，记录齐全
15. 安全通道通畅，防火设备完好	41. 护士掌握培训内容并落实
三、病室管理	42. 有突发事件应急预案，护士掌握
16. 各类物品放置整齐、规范	43. 有各层级护生教学计划并组织落实有记录
17. 病床下无杂物，病室内不挂晾衣物	44. 临床带教老师符合资质要求，专人带教落实
18. 患者按时作息	七、其他
19. 病床护理标记齐全、准确	45. 病区有绩效考核标准和考核记录
20. 陪伴、探视管理落实	46. 护士长学分手册按时填写、审签
21. 值班、交接班制度落实	47. 学分手册按时填写，护士长按时审签
22. 查对制度落实	48. 每周征求患者意见有记录
四、治疗区域管理	49. 每月召开工休座谈会有记录
23. 治疗室、药疗室、换药室、处置室整洁、无杂物，无人时治疗室、药疗室及时锁门	50. 文件资料登记齐全、保存完整，护士知晓
24. 药品摆放有序，分类放置，标识清楚	
25. 各种物品、药品无过期、无变质	
26. 麻醉精神药品管理、使用符合要求	

检查结果_____%

备注：检查发现不符合质量标准的项目，在该项目后面打 ×。

计算方法：病区管理质量合格率 ＝ $\dfrac{检查合格项目数}{检查总项目数}$ × 100%

急救物品管理检查评价表

病区　　　　　　　　时间　　　　　　　　检查人

一、急救车管理	25. 急救车内备有纱布、棉球
1. 急救车定位放置	26. 急救车内备有简易呼吸器（含面罩），清洁消毒后单包装避污存放
2. 急救车内物品摆放有示意图	
3. 急救车清洁整齐，各种标签清楚	27. 急救车内备有口咽通气道
4. 护士按规定检查（有一次性锁的每周检查，其余每班检查）	28. 急救车备有喉镜且避污保存
	29. 急救车插管物品齐全（气管插管、牙垫、舌钳、压舌板、导丝、10ml 注射器、开口器、宽胶布）
5. 护士长按规定检查登记（有一次性锁的每月检查，其余每周检查）	
	30. 急救车备有手电筒，功能正常
6. 一次性锁锁好，每班检查并记录	31. 急救车内电池有电且在有效期内
二、急救药品管理	32. 急救车内备有听诊器
7. 急救车药品与基数相符	33. 急救车内备有血压计，校验日期在有效期内
8. 急救药品无过期、变质	34. 急救车内备有吸氧管、湿化瓶
9. 药品标签清楚，在有效期内	35. 急救车内备有尿管、尿袋
10. 急救车内按规定备有液体	36. 急救车内备有胃管
三、急救物品管理	37. 急救车内备有吸痰管
11. 急救物品数物相符	38. 急救车内备有负压吸引瓶、压力表
12. 急救物品按图放置有序	39. 急救车内备有绷带、约束带
13. 急救车物品标识清晰，无过期物品	40. 急救车内备有无菌手套和护理手套
14. 急救车内备有套管针、透明敷料	41. 电源插板性能良好
15. 急救车内备有注射器、排气管	42. 心脏按摩板定位
16. 急救车内备有输液器、三通	43. 急救车备有钟表且时间准确
17. 急救车内备有玻璃接头	44. 急救车备有手消液、垃圾桶
18. 急救车内备有头皮针	45. 急救车备有锐器盒
19. 急救车内备有网套、胶贴	46. 急救车内备有专科护理用物
20. 急救车内备有止血带、垫巾	47. 急救车内备有氧气枕
21. 备有一次性换药包（B 包）	四、急救仪器设备管理
22. 急救车内备有污物罐	48. 吸引装置性能良好（相关专科备电动吸引器）
23. 急救车内备有砂锯、复合碘棉签	49. 急救、监护仪器性能良好，放置有序
24. 急救车内备有消毒干棉签、止血钳、开瓶器、胶布	50. 急救、监护仪等设备定期保养并记录

检查结果＿＿＿＿＿＿％

备注：检查发现不符合质量标准的项目，在该项目后面打 ×。

计算方法：急救物品管理质量合格率＝$\dfrac{检查合格项目数}{检查总项目数} \times 100\%$

消毒隔离管理检查评价表

病区_____ 时间_____ 检查人_____

一、感染监控记录手册	27. 消毒液现用现配，配制方法正确
1. 感染监测本填写正确、无漏项	28. 雾化器一人一管一面罩
二、药疗室、治疗室	29. 雾化面罩每次用后立即冲洗、擦干、避污存放
2. 清洁、无菌、污染物品按区域分类放置	30. 持针器每次用后消毒、干燥避污保存
3. 医疗用品标识明确	31. 体温计用 75% 乙醇浸泡消毒 30 分钟，或用 0.05%
4. 一次性物品一次性使用	含氯消毒剂浸泡消毒 15 分钟，干燥避污保存
5. 无菌技术操作前后洗手或用手消毒液消手	32. 特殊感染性疾病患者体温计用 0.05% 含氯消毒剂消
6. 无菌技术操作人员防护隔离用品使用正确	毒 30 分钟，干燥避污保存
7. 无菌物品标签完整清晰、未开启前无标注	33. 体温计浸泡液（75% 乙醇）使用过程中不添加，每
8. 无菌物品开启后注明时间	24 小时更换
9. 各种无菌物品在有效期内使用	34. 破碎体温计回收、报废流程正确，破碎体温计及时
10. 无菌器械使用方法正确	送走
11. 不能多人共用一袋液体	35. 日常使用血压袖带每周清洁消毒
三、患者房间	36. 沾染患者血液体液的血压袖带立即用 0.05% 含氯消
12. 无菌吸痰一次一管，废弃吸痰管处理规范	毒剂浸泡消毒，清水冲洗晾晒
13. 静脉穿刺操作一巾一带一针一管一持针器	37. 公用听诊器每日用 75% 乙醇或 0.05% 含氯消毒剂
14. 护士操作符合无菌技术原则	擦拭消毒
15. 一次性雾化管路每周更换，面罩避污保存	38. 电话每日用 75% 乙醇或 0.05% 含氯消毒剂擦拭消
16. 长期吸氧时，鼻导管接头避污保存	毒
17. 氧气湿化瓶内灭菌蒸馏水每日更换	39. 诊疗床干净整洁，无血渍污渍
18. 氧气湿化瓶每周消毒一次	五、污物间
19. 一次性吸氧装置在有效期内，使用规范	40. 量杯、量桶用后每日消毒，晾干备用
20. 湿化瓶长期备用时干燥避污保存	41. 负压吸引瓶无污渍、锈斑，每日清洗后更换消毒液
21. 呼吸机冷凝水消毒后倾倒，消毒液配制方法正确	42. 便器消毒规范，公用便器每次用后消毒
22. 长期应用呼吸机患者管路每周更换一次，管路消毒	43. 自备便器用 0.1% 含氯消毒液消毒 30 分钟备用
规范，备用管路密闭存放	44. 床单位终末处理规范，特殊感染时消毒或更换
23. 湿化罐内灭菌蒸馏水每日更换，备用罐干燥避污保	45. 隔离患者的设备、器械、物品消毒符合规范
存	46. 垃圾按标识分类放置，处理符合规范
24. 隔离符合感染性疾病要求，隔离标识正确，隔离物	47. 垃圾桶加盖，垃圾无外露、遗洒，垃圾及时清理
品单独使用	48. 锐气处理流程正确
25. 护士手卫生落实	49. 医疗废物移交记录完整
26. 洗手方法正确	50. 其他未执行相关规定的操作（各中心特殊要求）
四、处置室	

检查结果_____%

备注：检查发现不符合质量标准的项目，在该项目后面打 ×。

计算方法：消毒隔离管理质量合格率 $= \dfrac{\text{检查合格项目数}}{\text{检查总项目数}} \times 100\%$

责任制整体护理落实检查评价表

病区 _____ 时间 _____ 检查人 _____

一、护理评估	26. 专科护理技术规范
1. 入院患者有风险评估（压疮、跌倒、坠床、疼痛、导管滑脱、液体外渗等）	27. 专科护理落实
	28. 病危患者有护理计划
2. 首次评估记录本班次内完成	29. 各种管道通畅、固定正确有标识
3. 护理记录中有评估结果及措施	30. 气管插管、气管切开护理落实
4. 床旁有风险警示标识且与评估结果相符	31. 中心静脉置管、PICC、套管针维护规范，三通接头无血渍、污渍
5. 护理评估动态、连续，变化时及时记录	
6. 风险防范安全措施落实	32. 引流袋按要求更换、有标识
7. 有过敏史患者病历夹有过敏标识	33. 掌握患者心理状态，有护理措施
二、基础护理	四、主动服务
8. 患者着装符合要求，按规定戴腕带	34. 护士服务热情，主动介绍自己
9. 床单位整齐，床单、被套、枕套无污迹	35. 护士了解患者权利和义务
10. 患者卧位舒适，肢体处于功能位	36. 护士对患者做到七知道
11. 全身清洁无异味	37. 护士主动巡视患者
12. 分级护理落实	38. 护士对患者提出的问题及时反馈
13. 晨、晚间护理落实	39. 护士主动迎接新患者
14. 饮食护理落实	40. 护士掌握病区情况做到一口清
15. 头发清洁、胡须及指、趾甲短	41. 护士注意保护患者隐私
16. 会阴、肛周清洁	42. 护士长当日与新患者见面，处理患者诉求
17. 皮肤无胶迹、无血尿便迹	五、健康教育
18. 输液患者需协助如厕	43. 患者了解医院陪伴、外出等有关规定
19. 卧床患者被动体位时需定时翻身并记录	44. 患者知道自己的护理等级和活动范围
20. 约束具使用符合要求（有医嘱、知情同意书、每小时观察记录约束部位皮肤情况）	45. 患者知道自己的责任护士
	46. 患者了解护理风险的预防措施
21. 按时发药、服药到口	47. 患者知道自己所用主要药物的名称、方法及注意事项
22. 更换液体端治疗盘或推治疗车	
23. 胃管按要求更换、有标识、有记录	48. 患者了解特殊检查的目的、准备及注意事项
24. 尿管按要求更换、有标识、有记录	49. 患者了解围术期准备及注意事项
三、专科护理	50. 患者出院指导落实
25. 掌握专科疾病护理常规	

检查结果 _____%

备注：检查发现不符合质量标准的项目，在该项目后面打 ×。

计算方法：责任制整体护理落实合格率 = $\dfrac{检查合格项目数}{检查总项目数}$ × 100%

护理文书质量检查评价表

病区　　　　　　时间　　　　　　检查人

一、体温单	26. 签名正确字迹清楚
1. 眉栏填写齐全	四、交班报告
2. 标记准确	27. 栏目填写齐全
3. 入院、手术、分娩、转科、出院时间记录正确	28. 无涂改墨迹
4. 按规定测量、记录	29. 无错别字
5. 血压记录正确	30. 书写规范
6. 呼吸记录正确	31. 运用医学术语
7. 出入量记录准确	32. 病情观察记录详细
8. 每日有大便记录	33. 记录具有连续性
9. 每周有体重记录	34. 交接内容全面
10. 身高记录正确	35. 交班当日护士长签名
11. 术后日期记录正确	五、护理记录
12. 满页打印	36. 格式正确
二、医嘱记录单	37. 无错别字
13. 打印清晰、整齐	38. 记录准确、真实
14. 皮试结果有记录且正确	39. 记录连续、及时
15. 及时整理	40. 书写规范
16. 执行时间合理	41. 运用医学术语
17. 不得涂改或写"作废"	42. 签名字迹清楚
三、医嘱本	43. 按时出入量总结
18. 护士长按时签名	44. 记录单首页无缺项
19. 打勾正确规范	45. 病危患者护理记录能反映护理计划内容
20. 临时医嘱执行及时	46. 抢救用药记录与医嘱单一致
21. 执行输血医嘱双人签名	47. 医嘱、体温单、护理记录三单死亡时间一致
22. 医嘱处理正确	48. 死亡患者有小结
23. 皮试结果有记录且正确	49. 归档病历护理资料齐全
24. 执行时间合理	50. 满页打印
25. 按时查对并有签名	

检查结果＿＿＿＿＿＿％

备注：检查发现不符合质量标准的项目，在该项目后面打×。

计算方法：护理文书质量合格率＝$\dfrac{检查合格项目数}{检查总项目数} \times 100\%$

四、护理质量持续改进

为加强护理质量的内涵建设，护理人员要将工作重点定位于护理质量的管理，以提升护理服务的品质，保障护理工作的连续性、规范性、安全性和对医疗的直接支持作用，促进护理质量的持续改进。

科室根据护理部的要求，每月召开护理质量分析会，重点分析上个月病区发生的不良事件、各级检查发现的重点质量问题、患者对护理工作的意见等。对一级、二级、三级质控中发现的问题进行讨论分析，制定整改措施，并追踪整改的效果。

病区发生不良事件要及时通过网络系统上报，并进行登记。认真总结护理不良事件发生原因，加强不良事件整改分析。科室安排专人负责护理不良事件的处理、追踪、分析及整改工作，拟定改进措施。护士长每月组织1次安全隐患分析并记录。

定期开展质量安全主题活动，促进专项活动品质提升。科室对质控检查发现的问题类别、频次进行汇总分析，并召开护理质量和专项问题会议。组织开展专项护理技术培训对发生频次高、临床解决困难的问题，利用品管圈等工具，进行质量持续改进。

（周染云　王聪敏　刘　丹　袁　越）

第二节　建立健全护理质量管理体系

（1）科室成立护理质量管理小组，下设质量组、教学组、科研组，并由专人负责。对质控中存在的问题及时反馈并列入当月质控。

（2）按照护理部的三级护理质量管理体系，落实护理质量质控。

①一级质控：科室自查。病区质量检查由护士长负责组织实施，每月对病区管理、消毒隔离管理、急救物品管理、责任制整体护理落实、护理文书书写质量等内容组织一轮检查。

②二级质控：由片区检查。在相关负责人领导下，成立护理质量控制组，每月对所属病区的各项护理质量进行检查。

③三级质控：护理部检查。在护理部主任领导下，成立护理质量控制组，每季度进行常规质量检查。

（3）加强对护理人员质量管理教育，提高护理人员的质量意识，使每个护士明确各项工作质量的标准，组织全体护理人员参加质量管理活动。

（4）护士负责征求就诊者意见或进行满意度调查，至少每周记录1次。

（5）护士长对病区护理质量把关，每天查房至少两次（上午交班前、下午下班前），每周跟班4次，掌握病区患者流动和危重患者情况。

（6）三级护理质量检查每季度一次，二级护理质量检查每月一次，一级护理质量检查每周一次，对存在的问题及时分析整改并持续追踪3次直至彻底整改。

（7）科室每月进行一次质量分析，总护士长每季度进行一次质量分析，护理部每半年进行一次全院质量分析，分析原因、制定改进措施、追踪整改、及时反馈。

（王聪敏　刘　丹　徐晓敏）

第十章　化妆品使用的质量管理

第一节　化妆品质量安全基础知识

一、化妆品的基本概念

化妆品是指以涂擦、喷洒或者其他类似的方法，散布于人体表面任何部位（皮肤、毛发、指甲、口唇等），以达到清洁、消除不良气味、护肤、美容和修饰为目的的日用化学工业产品。

（一）化妆品的定义主要明确的四方面内容

（1）化妆品的使用方式是通过涂擦、喷洒或者其他类似的方法散布于人体表面。不包括以口服、注射等方法达到美容目的的产品。

（2）化妆品的使用部位是人体表面任何部位，如皮肤、毛发、指甲、口唇等，不包括作用于口腔黏膜的口腔清新剂、牙膏、漱口水等产品和作用于阴道黏膜的妇科卫生洗液等。

（3）化妆品的使用目的是清洁、护肤、美容、修饰和消除不良气味等。化妆品不得用于预防和治疗疾病，且不允许在产品标签上标注"药妆"。

（4）化妆品的产品属性为日用化学工业品。

（二）化妆品的分类

为加强化妆品安全管理，我国在化妆品行政许可时将化妆品分为特殊用途化妆品和非特殊用途化妆品两大类。根据我国《化妆品卫生监督条例》，特殊用途化妆品是指用于育发、染发、烫发、脱毛、美乳、健美、除臭、祛斑、防晒的化妆品。我国对特殊化妆品实行注册管理。《化妆品卫生监督条例实施细则》对特殊用途化妆品的定义如下。

（1）育发化妆品　是指有助于毛发生长，减少脱发和断发的化妆品。

（2）染发化妆品　是指具有改变头发颜色作用的化妆品。

（3）烫发化妆品　是指具有改变头发弯曲度并维持相对稳定作用的化妆品。

（4）脱毛化妆品　是指具有减少、消除体毛作用的化妆品。

（5）美乳化妆品　是指有助于乳房健美的化妆品。

（6）健美化妆品 是指有助于使体形健美的化妆品。

（7）除臭化妆品 是指有助于消除腋臭的化妆品。

（8）祛斑化妆品 是指用于减轻皮肤表皮色素沉着的化妆品。

（9）防晒化妆品 是指具有吸收紫外线作用、减轻因日晒引起皮肤损伤功能的化妆品。

（三）非特殊用途化妆品的分类

根据《化妆品行政许可检验管理办法》（国食药监许〔2010〕82号），将非特殊用途化妆品分为以下几类。

（1）发用品 包括一般发用产品和易触及眼睛的发用产品。一般发用产品通常指的是发油类、发蜡类、发乳类、发露类、发浆类化妆品；易触及眼睛的发用产品指的是洗发类、润丝（护发素）类、喷发胶类、暂时喷涂发彩（非染型）等。

（2）护肤品 包括一般护肤产品和易触及眼睛产品。一般护肤产品通常指的是护肤膏霜类、护肤乳液、护肤油类、护肤化妆水、爽身类、沐浴类。易触及眼睛产品指的是眼周护肤类、面膜类、洗面类等。

（3）彩妆品 包括一般彩妆品、眼部彩妆品、护唇及唇部彩妆品。一般彩妆品包括粉底类、粉饼类、胭脂类。眼部彩妆品包括描眉类、眼影类、眼睑类、睫毛类、眼部彩妆卸除剂。护唇及唇部彩妆品包括护唇膏类、亮唇油类、着色唇膏类、唇线笔等。

（4）指（趾）甲用品 包括修护类、涂彩类等。

（5）芳香品 包括香水类、古龙水类、花露水类化妆品等。

二、化妆品的特性

1.安全性

化妆品是与人体密切接触的日常生活必需品，由于其使用人群广泛，使用次数频繁，长时间停留在皮肤、毛发、指甲、口唇等部位，对人体的影响持久，因此对其安全性的要求应当为首要特性。为了保证对化妆品安全性的严格监控，各个国家和地区都制定了有针对性的政策和法规。欧盟理事会指令76/768/EEC的条款2中规定，在正常或合理可预见使用条件下进行使用时，化妆品不得对人体健康造成损害。

2.稳定性

化妆品的稳定性是化妆品质量检查的重要指标，具体是指在一段时间内（保质期内），化妆品在其生产、运输、销售、储存和使用等过程中，不受温度和光照等影响而发生品质改变，一般性能和使用效果及特殊功效性稳定。多数化妆品属于胶体分散体系，该体系始终存在着分散与聚集两种状态的动态平衡，尽管体系中存在稳定剂，但其本质上是热力学不稳定的系统，所以化妆品的稳定性也是相对的。对一般化妆品来说，要求其具有3~5年的稳定期限即可，不可能是永久稳定的。

3.使用性

化妆品的使用性是指在人们在使用过程中的感觉或感受，如与皮肤的融合度、润滑感、滋润感、易冲洗度、持久性；产品的外观、形状、大小、重量、结构、易携带性；产品的香味、颜色、外观设计等。不同个体对化妆品使用性的要求不尽相同，因此不同年龄、不同肤质的人应根据自己皮肤的性质及喜好选择适合自己的化妆品，才能在使用过程中感觉舒适。

4.功效性

化妆品的功效性是指产品的功能和使用效果，主要依赖于其中的活性成分和构成配方主体的基质的效果，如清洁效果、保湿效果、美白效果等。特殊用途化妆品的功效性更加突出，如育发、生发、防紫外线效果、止汗、除臭、脱毛功效等。随着医美行业的发展，人们对美的追求，化妆品产品的开发呈多功能性发展，对消费者而言，必须对产品进行功效性评价，如防晒产品需进行防晒效果检测、保湿产品需进行保湿效果检测、抗皱产品需进行抗皱效果检测、美白产品需进行美白效果检测等。

三、化妆品的安全风险

随着现代社会经济的发展以及人们对美的追求，化妆品的使用已变得非常广泛，它可以美化人们的生活，带给我们美的享受。但是由于化妆品的市场竞争，不法生产者为追求某些效果，超限量使用限用物质或者非法添加禁用物质等，给消费者的健康带来风险，主要体现在以下几个方面。

1.刺激性伤害

化妆品中某些或某种成分反复接触皮肤后，可能引起皮肤刺激性皮肤病变，这是化妆品引起的最为常见的一种皮肤损伤。这种刺激性反应是直接接触产品引起的，可在初次使用后或多次使用后皮肤状况变差或出现生物蓄积时产生。

皮肤刺激即刺激性接触性皮炎，是由于接触化学物质引起的皮肤炎症反应，皮肤刺激初期仅出现主观反应，如皮肤瘙痒、刺痛感、烧灼感等，随后可能会出现较明显的症状。急性刺激性接触性皮炎临床表现为红斑、水肿、水疱和渗出。而慢性刺激性皮炎主要表现为红肿、苔藓样变、表皮脱落、脱屑和角化过度。慢性刺激性接触性皮炎组织学表现为角化过度、角化不全、棘细胞层水肿、炎细胞外渗、棘皮症、血管周围单核浸润伴有丝分裂活性增强。

常见的致病物质有各种香料、防腐剂、抗氧化剂、乳化剂和遮光剂等。因此，为保证消费者在正常或可预见的情况下使用某个产品是安全的，就要对一种化妆品及其成分潜在的刺激性做出评价，这是基本要求。化妆品对皮肤的刺激作用与其酸碱度、脂溶性溶剂、腐蚀性颗粒含量、个体易感性、选择或使用化妆品不当等因素有关。

2.过敏性伤害

化妆品中含有致敏物质，使具有过敏体质的使用者发生过敏反应。皮肤致敏基本上与物质的性质有关，也和这种物质的透皮性有关，还要考虑相应的目标受体、年龄、经历和皮肤特性。有文献报道，硫酸镍、白降汞、硫柳汞是三种主要的致敏原。

3.感染性伤害

化妆品富含营养成分，具有微生物繁殖的良好环境。常见的污染微生物为细菌和真菌，如金黄色葡萄球菌、溶血性链球菌、铜绿假单胞菌、肺炎克雷伯杆菌和曲霉菌、念珠菌等，可发生于化妆品的生产、加工、运输、储存和使用的各个环节。使用了被微生物污染的化妆品会引起人体的感染性伤害，对破损皮肤和眼睛周围等部位伤害更大。

4.全身性伤害

化妆品原料多种多样，许多成分虽然具有美容功效，但对人体具有多种毒性，这些毒性成分可经皮肤吸收到体内并在体内蓄积，造成全身性的机体损害。化妆品的毒性是由于化妆品原料中含有超出规定允许限量的有毒性物质或违规添加了禁止使用的有毒成分。化妆品在生产过程中也可受到有毒化学物质特别是有毒重金属的污染。对化妆品造成污染最常见的金属元素有铅、汞、砷、铬等，其中最严重的是汞和铅。

汞能够损害色素细胞，减少黑色素生成，实现所谓的快速美白，但是汞在祛斑美白的同时，也会对人体产生危害。汞及其化合物（含有机汞防腐剂的眼部化妆品除外）为化妆品成分中禁用的化学物质。但会被一些不正规的小型化妆品作坊添加到美白和祛斑的产品中。如果长期使用此类产品，汞及其化合物都可以穿过皮肤的屏障进入机体所有的器官和组织，对身体造成伤害，尤其是对肾脏、肝脏和脾脏的伤害最大。破坏酶系统的活性，使蛋白凝固，组织坏死，产生易疲劳、乏力、嗜睡、淡漠、情绪不稳、头痛、头晕等症状，同时还会伴有血红蛋白含量及红细胞、白细胞数降低，肝脏受损等；汞可减少卵巢激素分泌，导致月经紊乱和异位妊娠；汞随唾液排出，与口腔内食物残渣分解产生的硫化氢结合生成硫化汞，对口腔黏膜有强烈刺激作用。此外还有末梢感觉减退、视野向心性缩小、听力障碍及共济性运动失调等。

铅及其化合物通过皮肤吸收，会导致神经衰弱、中枢神经病变、精神障碍、神经行为异常，运动神经传导速度变缓；消化道症状包括口内金属味，食欲不振，上腹部胀闷、不适，腹隐痛和便秘。影响儿童智力发育，可引发贫血、溶血、高血压、痛风，降低甲状腺激素浓度及慢性肾衰竭，干扰维生素D代谢，减少精子活性及数目，致癌。

六价铬对人主要是慢性毒害，它可以通过消化道、呼吸道、皮肤和黏膜侵入人体，在体内主要积聚在肝、肾和内分泌腺中。通过呼吸道进入的则易积存在肺部。六价铬有强氧化作用，所以慢性中毒往往以局部损害开始逐渐发展到不可救药。六价铬长期暴露可能引起癌症尤其是肺癌。

砷及其化合物会导致皮肤出现接触性皮炎，于暴露部位出现密集成片的深红色米粒大小的丘疹、湿疹、角质化，严重时导致皮肤癌。同时，中枢及周边神经发生病变，并常伴有眼结膜充血、咽部红肿、口唇起疱等黏膜刺激症状，还伴随着贫血、白血病，周边血管病变、四肢坏死及肝功能异常，亦可有腹痛、头痛、头晕、胸闷、乏力；少数患者可有肝肿大及一过性黄疸。最严重时可导致肺癌、肝癌及膀胱癌。砷慢性中毒者血中浓度往往正常或稍微偏高，通过血液检查较难。砷可长期积存于毛发与指甲中。

（姚美华）

第二节　化妆品在皮肤美容科的应用

一、医学护肤品的概念及特性

医学用护肤品，又称功效性化妆品或药妆（即药用化妆品），概念源自化妆品与药物的结合，20世纪70年代由美国皮肤科专家Albert Kligman第一次将药妆定义为兼有化妆品特点和某些药物性能的一类新产品，或界于化妆品和皮肤科外用药物之间的一类新产品。然而，药用化妆品或功能性化妆品的定义仍然存在争议，到目前为止国际上对其定义尚无统一定论。目前我国还没有对功能性或药用化妆品做出明确定义，"特殊用途化妆品"与其有部分类似。在欧美国家，它是指作为化妆品销售的具有药物或类似药物特性的活性产品，在美国，一般来说，化妆品并不需要美国食品药品监督管理局的上市审批，除非需要在标签上做出"结构或功能声明"以成为药用化妆品。在日韩，将具有美白、除皱、防晒等功能的化妆品定义为医学护肤品。

不同国家和地区对功能性化妆品或药用化妆品有不同的定义和管理模式，一般将其归为化妆品或药品的一个亚类。医学用护肤品的本质是化妆品而不是药物，但它兼具了药物和化妆品的优点和特性。同药物一样，它所含的主要活性成分的作用比传统化妆品更具针对性，作用机制更明确，活性成分大都从天然植物或矿物中提取，安全性高，无毒副作用。同时，质地和外包装等方面又兼具了传统化妆品的特性。

医学护肤品更注重配方设计，排除了损害皮肤或容易引起过敏的物质，尽量不用或少用香料、防腐剂、表面活性剂等添加成分；主要活性成分的研究开发和生产过程更接近于药物，产品经过皮肤临床验证表明无刺激，极少发生过敏；护肤品中活性成分的作用和剂量在标签中注明。除具有化妆品的共性外，医学护肤品还具有以下特性。

1.安全性

配方精简，各种原料经过严格筛选，不含或尽量减少易损伤皮肤或引起皮肤过敏的物质，如色素、香料、致敏防腐剂等，对皮肤无刺激。所有有效成分及安全性都经过实验室和临床试验，具有良好的安全性。

2.药理活性

产品具有药理活性，能在正常皮肤或接近正常的皮肤上使用，对一些皮肤病起到辅助治疗的作用。

3.针对性

药妆的活性成分的研究开发和生产过程更接近新药标准，所含的主要活性成分的作用更具针对性，作用机制更明确。

4.临床验证

如同新药一样，产品上市前经过人体有效性和安全性的临床验证。临床有效性包括对正常皮肤的保护作用，对疾病皮肤则能缓解症状，减少药物用量，减轻治疗副作用。

二、医学护肤品在皮肤美容科的应用

（一）干性皮肤及干燥性皮肤病

1.干性皮肤

皮肤角质层含有一定的脂质（约7%）、水分（15%~25%）及一定量的天然保湿因子，可保持皮肤的滋润、光泽。当角质层的脂质、水分或保湿因子缺乏，皮肤角质层含水量低于10%时，可导致角质层正常结构不稳定，影响皮肤屏障功能，从而引起经皮失水增加，皮肤变得干燥、脱屑。生理性皮肤干燥与遗传、年龄、性别等有很大关系。幼儿及儿童的皮肤脂质含量较少；老年人脂质生成减少，角质形成细胞增殖减弱，经皮失水增加，皮肤容易干燥；女性皮脂分泌量少于男性，皮肤易干燥。此外，外界环境，包括气候变化（如寒冷、空气干燥等）、化学因素（药物、化妆品使用不当）以及部分激光美容术后等，都可以破坏皮肤屏障功能，导致皮肤干燥。

医学护肤品在干性皮肤中的临床应用：补充皮肤脂质、水分、天然保湿因子，恢复皮肤正常状态，改善干性皮肤肤质。

皮肤的日常清洁，一般选用无皂基、性质温和、对皮肤刺激小的产品。主要含有温和的表面活性剂，如椰油酰羟乙磺酸钠、月桂醇醚硫酸酯钠和椰油酰甘氨酸钠，并加入皮肤滋养成分包括硬脂酸、葵花籽油、甘油等，达到温和洁肤的目的。

保湿剂的使用，保湿剂能够模拟人体中由水、油、天然保湿因子组成的天然保湿系统，延缓水分丢失，增加表皮水分渗透，为皮肤提供保护，减少损伤，促进修复过程。常用的保湿剂可分为三种。

（1）油脂性物质　它可以在皮肤表面形成一层惰性油膜，防止皮肤表面水分蒸发，从而减少经表皮水分丢失。它又可以分为生物脂质和非生物脂质两大类：①生物脂质又称为表皮脂质类似物，是指表皮角质层脂质的组分，如神经酰胺、脂肪酸、胆固醇和亚油酸等；②非生物脂质类，不能穿透到角质层以下，但可以填充在角质细胞间，形成一个疏水的非双层脂质结构替代原来的脂质双分子层，根据来源不同可分为动物、植物和矿物质三类。动物类包括羊毛脂、蜂蜡、液体石蜡和角鲨烯等；植物类如可可油、巴西棕榈油等；矿物类包括石蜡油、凡士林、硅油等。另外还有鲸蜡醇、硬脂酸或它们的脂肪醇形式。

（2）湿润剂　湿润剂是指能吸收水分的物质。它们可以从皮肤深层将水分吸引到表皮角质层，也可以从环境中吸收水分，并将它们锁定在表皮角质层内，常用的有：甘油、丙二醇、尿素、尿囊素、山梨糖醇、蜂蜜、吡咯烷酮烯羧酸、明胶、维生素和某些蛋白质（如胶原蛋白等），最重要的是天然保湿因子（NMF、NMF含氨基酸40%；吡咯烷酮羧酸12%；乳酸12%；钠、钙、钾、镁、磷酸、氯化物等

18.5%；尿素7%；铵、尿酸、葡萄糖胺、肌酐1.5%）。

（3）润肤剂　润肤剂包括一大组化合物从酯到长链醇。涂抹后能填充在干燥皮肤角质细胞间的裂隙中，使皮肤变得柔软，更光滑，滋润。常用的有：十六烷基硬脂酸盐、二辛酰基马来酸盐、C12-15-烷基安息香酸盐、蓖麻油、希蒙得木油、异丙基棕榈酸盐等。

2.干燥性皮肤病

皮炎、湿疹、银屑病、鱼鳞病等此类患者的皮肤屏障功能不同程度地被破坏，出现干燥、瘙痒、脱屑等症状，对外界刺激极其敏感，疾病本身导致的皮肤屏障功能已经受损，再加上长期使用刺激性药物甚至激素，加剧了皮肤屏障功能的损害。

医学护肤品可安全有效地用于此类皮肤，补充皮肤水分和皮脂含量，修复皮脂膜，恢复皮肤屏障功能，有效纠正皮肤干燥、瘙痒现象；使用具有抗敏、抗炎成分产品还可有效抑制皮肤的炎症反应，减少疾病复发，与外用药物合用则可提高药效，缩短疗程，降低不良反应的发生。

（二）油性皮肤及皮脂溢出性皮肤病

油性皮肤是角质层中含有较多的脂质，阻止皮肤水分过度流失，使皮肤保持滋润，但脂质分泌过多，水分相对不足，皮肤则变得油腻，易堵塞毛孔；表现为皮肤油腻、毛孔粗大、角质层厚。与油性皮肤相关的皮脂溢出性皮肤病主要有：痤疮、酒渣鼻、脂溢性皮炎。

医学护肤品在油性皮肤的应用：减少皮脂过度分泌，补充水分，防晒，预防痤疮等皮脂溢出性皮肤病的发生；在皮脂溢出性皮肤病应用时还应减轻皮肤炎性反应、消退皮损。

此类皮肤应选用具有控油或控油清痘功效的医学护肤品，含有能充分清洁皮肤表面过多皮脂的表面活性剂；抑制皮脂分泌的南瓜子油、锌剂等活性成分；具有角质溶解作用及水杨酸、果酸、维A酸等，达到控油或消除炎症皮损功效。2%烟酰胺能有效抑制皮脂溢出，维生素A可收缩毛孔，改善油性皮肤。海藻精华、金缕梅、金盏花、牛蒡精华、水溶性甘草提取物等具有溶解粉刺，缓解皮肤炎症，降低皮肤敏感性的作用，可用于油性皮肤的日常护理。油性皮肤存在水-油平衡失调，继发皮脂溢出性皮肤病时还有皮肤屏障受损和经表皮水分丢失增加，所以同样需要补水和保湿，保持皮肤水-油平衡才能更好地达到控油或清痘的目的。

油性皮肤及皮脂溢出性皮肤病，需要日常防晒。选用化学防晒剂，因物理性防晒剂较厚重，易堵塞毛孔，一般剂型选用防晒喷雾或防晒乳。

（三）敏感性皮肤

敏感性皮肤不是一种疾病，而被认为是一种高度敏感的皮肤状态，即皮肤在受到外界因素刺激时，易出现红斑、丘疹、毛细血管扩张，并伴有刺痛、烧灼感等自觉症状，这是生理性皮肤敏感。在临床上，一些皮肤病，如激素依赖性皮炎、化妆品接触性皮炎、换肤综合征、激光术后、药物刺激等均可造成皮肤敏感。

角质层细胞间质的神经酰胺减少导致皮肤屏障功能受损是敏感性皮肤的发生基础，对于生理性皮肤敏感以及激光术后的皮肤，需修复受损皮肤屏障，注意防晒，增强皮肤对外界刺激的抵御能力。若继发于某些皮肤病导致的皮肤敏感，则在治疗原发病的同时，配合使用抗敏保湿修复剂，并加强防晒。

医学护肤品抗敏的活性成分主要有：活泉水及天然植物提取物。活泉水主要含有一些矿物质和微量元素等，如富含硒、钙离子等，具有舒缓、消炎、抗敏和抗自由基的作用。天然植物提取物洋甘菊、芦荟、法国海岸松树皮提取物碧萝芷、马齿苋等，均具有抗过敏、抗炎症作用。

（四）皮肤老化

老化的皮肤新陈代谢功能降低，角质形成细胞增殖、分化减慢，皮肤变薄，表皮中脂质含量减少，真皮中黏多糖含量也降低，皮肤经皮失水增加，导致皮肤干燥、脱屑，产生皱纹；真皮内弹力纤维断裂，胶原纤维减少、排列紊乱，皮肤弹性降低，皮肤老化皱纹增多。

医学护肤品在皮肤光老化的临床应用：保湿、防晒的基础上使用抗老化产品，减轻皱纹，缓解皮肤老化。抗老化产品主要含有：抗氧化成分，如：超氧化物歧化酶、辅酶Q_{10}等，可减少皱纹，延缓皮肤老化；细胞生长调节剂，如：细胞生长因子、表皮生长因子类及成纤维细胞生长因子、果酸等；β-葡聚糖是天然的高聚糖，具有抗衰老、保湿作用；胜肽（排列组合两个以上，能被人体利用的氨基酸），维生素A、维生素E等，能有效发挥抗衰老作用。

（五）激光术后皮肤

激光的热效应可使神经酰胺的合成减少，皮肤保湿功能下降；还可使酶蛋白变性，影响酶促反应，导致脂质生成代谢障碍，使皮肤对外界刺激的抵御能力下降；皮肤易变得干燥、敏感。激光术后宜使用具有保湿、修复皮肤屏障功能、抗敏、防晒的医学护肤品。

（姚美华　刘　旭　薛丽娜）

第十一章　皮肤美容科仪器设备的质量管理

第一节　常用仪器设备的使用及安全管理

一、强脉冲光仪器的使用及安全管理

（一）仪器治疗原理

强光脉冲是一种非相干的非连续的宽广谱光，波长为500~1200nm，虽然不是激光，但其作用原理与激光一样（即选择性光热作用原理），是由闪光灯产生和发射的复合强光。从理论上讲，血红蛋白和氧合血红蛋白可高度吸收光能并到达皮肤毛细血管床，选择破坏异常血管。脉冲强光能被黑色素选择性吸收，破坏异常的黑色素细胞，使肤色均一。水对脉冲强光中波长吸收佳，由于真皮层胶原纤维含水量高，因此脉冲强光对皱纹、瘢痕或与胶原纤维异常有关的皮肤老化问题有很好的改善作用。

（二）临床适用范围

脉冲强光（IPL）是非侵入性无创年轻化治疗，由宽光谱决定了其广泛的适应证，并对身体暴露部位均可治疗。

（1）色素性皮肤病　雀斑、老年斑、脂溢性角化、黄褐斑、继发性色沉。

（2）血管性皮肤病　痤疮印记、皮肤潮红、毛细血管扩张症。

（3）光老化皮肤病　日光性黑子，日光性皮肤损害，毛孔粗大，皮肤松弛、暗黄、粗糙、无光泽，细小皱纹等。

（三）禁忌证

（1）妊娠期妇女。

（2）紫外线过敏或光敏感者。

（3）黄褐斑或近期暴晒史（一个月内）者。

（4）维A酸药物使用及有光敏感药物使用史（除停药3个月）者。

（5）肤色较深的V型、VI型皮肤者谨慎治疗。

（四）强脉冲激光仪器的使用及安全管理

（1）治疗室每日适当通风，强脉冲光仪器精密，底座易吸附尘土，开窗通风时

建议时间短，小范围通风换气，纱窗遮挡、防止大量灰尘及絮状物进入工作室。

（2）准备仪器时，取下仪器防护罩，检查仪器插线和通电情况，仪器脚踏位置情况，备齐治疗物品和耗材，检查仪器治疗头和滤光片的完好状态，必要时用90%以上无水酒精擦拭待干。

（3）操作仪器时，操作者进行治疗头和滤光片的选择时，轻拿轻放，掌握好位置，以免暴力损害滤光片和治疗头，核对并确保滤光片安放位置和治疗头的稳定、安全。

（4）使用电脑触摸屏幕，适度点击、按压触摸屏进行能量参数的调节，保持触摸屏的干净无尘。

（5）清点检查治疗头和滤光片的完好状态，放置位置固定且安全，便于再次使用；如有治疗头损坏和滤光片的瑕疵、斑点需暂停使用，否则易灼伤患者皮肤，请及时记录、登记，联系维修人员并报告科室负责人。

（6）责任护士每日需检查仪器开关机情况和清点治疗配件和备用消毒物品的有效期。

（7）强脉冲光仪器放置区域的激光室内装修尽量不使用反光材料，移除一切可以引起反射的物体，在操作激光时镜子需要背面放置或遮挡，防止反射的强光造成伤害。

（8）仪器精密，极怕灰尘，放置仪器的地面每日尽量保持清洁，定期去尘，由于仪器开机后，本身有电量容易吸附灰尘，加之风扇的运行，易使灰尘进入仪器，影响使用寿命。

（9）避免日光直射，近窗户的位置需配有遮光帘，避免日光直射仪器造成仪器配件老化。

（10）搬动仪器时松开仪器底端的制动阀/锁，切勿搬动仪器屏幕进行移动。

（11）禁止直视瞄准光或由反射物上散射的激光，即使佩戴防护镜也不可以直视激光输出口光纤传输系统治疗头，否则会使眼睛遭受严重甚至是永久性伤害。

（12）操作激光时应保持治疗室门关闭，同时门外应装有激光警告标识，以警告进入治疗室的所有人员，进入激光治疗室佩戴激光防护镜，防止受到激光伤害。

（13）强脉冲光适配器和配件的使用与管理：强脉冲光在使用过程中配备光斑适配器，一般便于操作吸附在仪器机身处，但考虑到光斑适配器价格昂贵、配件运输成本高，需要单独保管，确保其使用责任到人，需配备单独的领取登记系统，使用前和归还后签字标明时间，妥善记录保管。

二、Q-开关激光仪器的使用及安全管理

(一)仪器治疗原理

Q-开关Nd：YAG技术是应用选择性光热作用原理进行治疗的激光，释放1064nm波长波，通过KTP晶体后可获取532nm激光，激光通过反射性关节臂导出。

Q-开关激光由于脉冲宽度短于黑素小体的热弛豫时间，已被用作选择性轰击黑素小体的手段来治疗色素性皮肤疾病。这些具有特异性的激光分为三组：绿色激光、红色激光、近红外激光。绿色激光可进一步分为脉冲激光和非脉冲激光，而红色和近红外激光，是临床上常用的(Q-开关)系统，绿色激光由于波长较短，对皮肤的穿透深度不如红色激光和近红外激光。绿色脉冲激光的代表是闪光灯-泵脉冲燃料激光和倍频Nd：YAG激光，绿色非脉冲激光511nm或氪激光520~530nm；红色脉冲激光Q-开关红宝石694nm和Q-开关翠绿宝石激光755nm；近红外脉冲激光Q-开关Nd：YAG。Q-开关激光能产生1064nm、10ns的脉冲激光，与绿色和红色激光相比，黑色素对这种激光的吸收较少，优势在于它对皮肤的穿透力较好，且对较深色皮肤的患者有效。

(二)临床适用范围

各种色素性疾病：太田痣、雀斑、脂溢性角化斑、黄褐斑、单纯性雀斑样痣、色素沉着-息肉综合征、日光角化病、日光性黑子、文刺、异物(获得性)文身等。

(三)禁忌证

(1)怀孕妇女。

(2)近期暴晒史者(一个月内)。

(3)正在使用/口服维A酸药物或光敏制剂/药物者(需停药1~2个月)。

(4)色素沉着症/肤色较深的Ⅴ型、Ⅵ型皮肤不推荐治疗者。

(5)瘢痕体质者。

(6)治疗前曾注射过金属药物、患有风湿病或其他关节炎者。

(四)Q-开关激光仪器的使用和安全管理

常用的Q-开关激光分为通过光纤式以Accolade紫翠宝石激光为例和导光臂式以MedLiteC6和Rubystar+激光系统为例，并根据激光设计的特性分别说明仪器的使用和安全管理。

1.光纤类激光仪器的使用和安全管理Accolade翠绿宝石755nm激光

以翠绿宝石755nm激光为例，传输系统有一个可与探头连接的熔石英光纤组

成，光纤直径1.5mm、长3m，谐振腔上的一透镜把治疗光束和瞄准光束耦合进入传输光纤，传输光纤再把光束传输到探头，然后再到达治疗部位。如果在传输系统的末端看不到瞄准光束或其强度减弱或光斑散射模糊，很有可能是传输系统有问题的征兆，请参考出厂说明书"故障排除"来获取更多信息。

（1）Accolade紫翠宝石激光操作过程中确保光纤的初始化状态，保证无卷曲、无折痕，其上无缠绕、无置物。

（2）操作前，仪器防护罩不可遮挡光纤，检查仪器插线和电源情况、脚踏开关位置情况、检查光纤位置，仪器冷却箱水位。

（3）检查备用物品齐全，仪器手柄和手具清洁状况，准备好患者眼罩、操作者眼罩，检查治疗前治疗室内所需物品和消毒物品有效期等。

（4）仪器启动后，观察仪器是否进入正常预热等待状态。

（5）使用电脑触摸屏幕选择治疗波长，调整光斑大小和能量时，注意不要戴滑石粉手套来点击屏幕，避免粉尘残留影响屏幕使用。

（6）仪器在准备的模式下，准备指示灯才会亮，此时注意踩下脚踏板开关，激光就会发射，防止误踩脚踏板需将系统转换成待机模式；治疗时需确认好所需激光波长的指示灯的位置，再开启治疗。

（7）定期清洗防尘罩布，遮挡仪器的保护罩布要使用无毛处理、结实化纤的材质为宜。

（8）Accolade紫翠宝石激光仪器空间散热要求较高，为不影响仪器长期使用，请与其他高散热仪器分开放置。

（9）电气要求　220VAC，单相，120VAC，16Amps，50~60Hz，插头符合NEMA L6-20P标准，电源插座必须距设备5m以内。

（10）电源插座必须接地，不得与其他高功耗设备，如空调、电梯等共用一条电源线，最理想的是激光治疗仪应使用独立断路器的独立供电线路。

（11）插接光纤时，过分的弯曲或不适当的上紧光纤都存在潜在危险。按照出厂说明建议来避免对光纤和传输系统的损坏，以及/或避免对患者或操作者造成伤害。

（12）更换探头时，摘下光纤连接器使光纤和探头分离，然后从探头上拔下手控开关电线，重新连接新探头，再连上手控开关电线就可以了，更换新探头后，在开始使用前必须校准激光治疗仪后，方可使用。

（13）手控开关是一个安装在探头上的电气开关，脚踏开关是一个气动开关，能降低在潮湿环境下使用时的电气危害概率。

（14）前控制面板　对激光治疗仪操作及监控的控制和显示，使用时请勿戴滑石粉手套操作，粉末无孔不入，会影响光纤仪器的精准度。

（15）急停开关　一般设在仪器正面控制面板旁边，颜色呈红色按钮，在激光治疗仪的紧急情况下按下该开关将终止治疗或关闭激光治疗仪；当该紧急开关被按下，显示屏仍能显示有效信息"释放激光治疗仪急停开关"，顺时针旋转该按钮就能释放激光治疗仪急停开关。常规关闭可用仪器开关的钥匙。

（16）激光校准　校准口是校准期间探头（末端）放置的地方，在探头发射激光束进该校准口时，有传感器测量激光束能量来识别插入的探头，能量密度（J/cm^2）经计算后显示于显示屏，校准口内的镜片必须保持干净无痕，校准口镜片不干净会产生不准确的能量密度，易伤害到患者。

（17）校准口内的镜片应在光照无尘的情况下以确保正确校准，每周一次用绵纸或眼镜布对该镜片经行清理清洁，发现裂痕或斑点，及时记录并报告维修。

（18）水位：定期查看仪器水位表的位置状态，如果显示"满"或"OK"则不需要加水，显示"加水"则需要加去离子水，每个仪器加水排水设备配备在激光仪器治疗室内，由该激光治疗室责任护士负责。

2.Q-开关导光臂式激光仪器-MedliteC6 Nd：YAG激光治疗仪

Q-开关导光臂式激光仪器广泛应用于各种皮肤病的治疗中，标准输出脉冲波长532nm和1064nm以及可选择的输出脉冲波长650nm和585nm被皮肤中的色素和其他的载色体所吸收，从而产生所需要的临床效应。如MedLiteC6激光仪器，整个激光发射器和控制器包含在一个机身里，通过安全简易的电源给机器供电，激光器发射的激光由导光臂和特殊设计的可变焦治疗手柄或者是可选择的多个染料激光器治疗头（650nm、585nm）传送到皮肤上的靶组织，通过踩踏式开关控制激光器的发射。

临床上使用率最高的就是光学治疗手柄，它是靠其上的光斑设置来改变激光束的光斑尺寸大小，上面连接导光臂，下面连接到圆锥外壳，透明的圆锥外壳可以套在治疗手柄上，作用是使治疗头与患者皮肤组织保持一定的距离，在治疗过程中还会随着组织的瞬间气化或爆破产生一定的皮屑等。

（1）消毒安全　临床上这些外壳需要更换和消毒，温度建议121~123℃，每次25分钟以内的条件下达到消毒的目的。导光臂内有多个镜片，最外层和手柄连接处有个光学保护镜，需要定期使用95%乙醇或无水乙醇测试2~3遍（一周1~2次），待干后方可开启激光仪器。

（2）治疗前　取下仪器防护罩，检查仪器插线和电源情况、仪器脚踏位置情况，调整好关节臂，安装手具。

（3）开启仪器前　打开仪器后面开关从0的位置达到1的位置，确认机器控制面板的灯会亮起，MedliteC6 Q–开关Nd：YAG激光治疗仪器会进行一段时间的预热，最长时间小于20分钟，预热时间快到时，显示屏会显示3分钟的倒计时；如果再将钥匙旋转到ON的位置，系统会进行自检过程。一旦ON STB的信息显示在屏幕上，就可以做好一切防护，按READY进行准备治疗模式。

（4）准备模式　准备模式下可能会发射激光，因此在准备模式下要确保在场的医务人员和患者必须做好眼睛的保护措施。

（5）眼睛保护　当治疗靠近眼睛时，用特定的眼罩或湿纱布覆盖，再使用标准的防护镜（眼内的眼罩不常用，如有需要，在保证消毒安全的情况下，先将眼睛涂眼科麻醉药，再将特定眼罩遮盖住患者的眼球）。

（6）C6激光操作结束后　调至待机模式，但仪器仍处于连续脉冲的准备，如无患者使用，需要及时关闭钥匙为OFF状态，减少仪器损耗，待下一个患者治疗时需提前准备1~3分钟。

3.Q–开关导光臂式激光仪器–Rubystar+694nm激光系统使用及安全管理

Rubystar+激光系统是调Q–固体激光，脉宽在纳秒范围，调Q–开关激光的脉宽极短，此外还可以自由模式发射微秒级别的脉冲，选择性破坏真皮和表皮色素，通过选择性光热效应去除色素性皮损及文身。

（1）温度　室内最好装有温度计，Rubystar+激光系统要求室温为15~30℃，禁止靠近暖气管和其他温度，置于阴凉处（温度不能低于15℃），否则将无法启动，影响使用操作。

（2）空间　设备四周应保持10cm以上的距离。

（3）冷却系统为内置，是放置设备内部件。温度过高，通过热交换为其散热，设备内流量传感器用于故障保护。冷却温度应与室温一致，无需外置水冷却。

（4）激光的传输系统包含导光臂和手柄组件，可拆卸手柄安装于导光臂末端，该手柄上有吹气连接，保证手柄光学系统的清洁，手柄上有光斑尺寸测试的电气连接，调整光斑尺寸，可改变手柄距离。

（5）操作前消毒间距器，并检查间距器与手柄之间、手柄与导光臂之间的连接是否紧密、牢固。

（6）操作后检查仪器备用配件、治疗手柄的完好。

（7）如有其他患者需要治疗，不建议关闭仪器，避免反复启动。治疗后清点检查手具，放置位置固定、安全。及时了解仪器光斑情况，若屏幕出现故障系统及时汇报科室负责人并联系检修部门。

三、染料激光仪器的使用及安全管理

1989年出现的以选择性光热作用理论为基础的闪光灯-泵脉冲染料激光（PDL），使血管性疾病的治疗发生了革命性的变化。闪光灯作用于荧光液体染料（若丹明），产生黄色的脉冲光。最初的PDL发射577nm的光，后来波长增加到585nm，以增加组织穿透深度，同时并不减少氧合血红蛋白的吸收。目前常用的PDL发射585nm或595nm的光，脉冲宽度在毫秒级，光斑3~12mm，用于治疗血管性疾病的染料激光包括585nm脉冲染料激光、595nm激光。

（一）仪器治疗原理

染料激光器是一种以染料为工作物质，用激光器为泵浦源的激光设备。染料激光器输出激光的波长连续可调，因而人们可以得到所需要波长的激光。染料激光器具有高的输出功率和波长连续可调的特点，故此种激光器应用范围较广。595染料激光是最常用的燃料激光，Vbeam新型染料激光是由美国Candela公司设计产生的新一代染料激光，波长为595nm，是治疗皮肤血管性疾病的高效激光，在欧美国家广泛使用，安全有效。这种激光能顺利穿透皮肤抵达病变血管，通过光热作用原理，将病变血管管壁凝固、消除，达到治疗目的。在整个治疗过程中在专利的DCD喷雾冷却的保护下，皮肤结构组织和功能不受影响，因此副作用小，即便治疗后局部出现水疱等反应，通常也能完全恢复，不遗留明显痕迹。另外这种激光对痤疮、瘢痕也有比较突出的疗效，逐渐成为治疗瘢痕和痤疮的重要手段。

（二）临床适用范围

鲜红斑痣、血管瘤、毛细血管扩张等血管性疾病；治疗皮肤血管异常性疾病，包括血管瘤、蜘蛛样血管瘤、血管痣、毛细血管扩张、鲜红斑痣、血管角皮瘤、增生性瘢痕等。

（三）禁忌证

（1）口服异维A酸者。

（2）有瘢痕疙瘩病史者。

（3）妊娠期妇女。

（4）有凝血功能障碍病史或使用抗凝药物者。

（5）治疗部位有活动性皮损、有任何活动性感染者。

（6）使用激素或有内分泌病史者。

（四）染料激光仪器的使用及安全管理

（1）开启仪器时需要预热约30分钟。

（2）仪器散热相对严格，和其他仪器共同放置需要留出足够的空间。

（3）电源要求单相，配置专用开关，不与其他仪器共用。

（4）Vbeam 595nm脉冲染料激光通过染料为工作物质，在使用过程中需要损耗染料，在开关机时有可能会有染料的释放，仪器放置的房间要有良好的通风。

（5）避免反复开关机造成染料的泄漏对空气的污染和染料的浪费。

（6）更换冷却液时确保仪器关机状态，更换后需要重新校准。插接光纤时，过分的弯曲或不适当的上紧光纤都存在潜在危险。

（7）开关机仪器屏幕出现报错数值提示，请根据使用说明书《常用系统提示问题》解决。

（8）报错提示请仪器管理人员及时记录系统出现提示的时间、提示内容信息、启动仪器责任人双方核对并做好记录。

（9）如出现光纤问题，应按仪器设备维护制度上报。

（10）染料损耗无法工作或治疗能量衰减严重时，请及时上报科室负责人，由负责人提出申请，逐级报批耗材更换。

四、射频仪器的使用及安全管理

（一）仪器治疗原理

射频简称RF，是一种新的非激光紧肤治疗技术，是使用射频来加热皮肤，达到改善皱纹和皮肤紧致的作用。射频其实就是射频电流，是一种高频交流变化电磁波，电磁频率范围为300kHz至300GHz可以辐射到空间。每秒变化小于1000次的交流电称为低频电流，大于10000次的称为高频电流。体内研究表明，无论是单极射频还是双极射频，开始作用是改变胶原，当能量破坏分子中的氢键时，可改变胶原分子中的三螺旋结构，从而导致胶原收缩。在胶原发生即刻性收缩后，由于损伤所引起的更加明显的、渐进性的胶原收缩反应，重新产生新的胶原，导致真皮的重建和增厚。

（二）临床适用范围

光老化皮肤。

（三）禁忌证

（1）体内植入起搏器或除颤器或其他金属及电子设备者。

（2）靶组织有永久置入物，如金属、钢钉、硅橡胶植入物或注射化学物质者。

（3）患有皮肤癌者。

（4）心脏病、癫痫症、不受控制的高血压、肝肾疾病、免疫系统受损者。

（5）患有热刺激疾病者。

（6）内分泌紊乱、严重糖尿病和甲状腺功能失调者。

（7）治疗部位压疮、银屑病、湿疹、皮炎者。

（8）治疗前6个月内使用异维A酸者。

（9）凝血功能疾病史或使用了抗凝剂者。

（10）靶组织进行手术者。

（11）孕妇及哺乳期妇女。

（12）精神疾患者。

（13）色素沉着症者。

（14）敏感皮肤者谨慎接受治疗。

（15）医师评价不能接受其治疗的患者。

（四）射频治疗仪器的使用和安全管理

1.单极射频–雅光射频治疗仪器的使用和安全管理

（1）射频仪器发射器可通过一定的交流电穿过一个特制的单电极发射到靶组织产生柱状分布的热量，一块可随意放置的接收极垫子可放在患者的腹侧以产生一个射频信号通路。

（2）治疗头上有一个独特的电容化耦合电极，能量通过非常薄的绝缘材料均匀地释放出来，可形成一种均匀的电场。

（3）使患者详细阅读知情同意书，使其完整填写病历，清楚告知治疗方案、可能会出现的结果和与治疗相关的任何风险。

（4）严格按照射频治疗的适应证与禁忌证筛选患者。充分洁肤后方可接受治疗，治疗前需要在皮肤上涂润滑油制剂。

（5）治疗头延时有2~6秒的时间，供操作者准备好完全贴合患者皮肤，防止贴合面积小而增加局部温度造成意外烫伤。

（6）使用射频仪器时，单独设立房间并与其他电气绝缘，避免和其他相关仪器同时使用，以防止电磁场的干扰。

2.双极射频–ALUMATM治疗仪器的使用及安全管理

在应用单极射频的基础上诞生了双极射频。包括皮肤在内的人体组织富含电解质及其他化合物，其属于导体，可以在电流经过时产生热量。射频能量可以根据靶组织特点进行调节。双极结构中，电流仅流经两个电极间很短的距离，无需回路点击。相对于单极射频，双极射频优点在于电流的分布易于控制。

（1）严格按照射频治疗的适应证与禁忌证告知患者，并仔细阅读知情同意书。

（2）安全性相对较高，减少了射频可能出现泄漏情况。

（3）使用时耦合介质均匀涂抹，防止作用能量不均一。

（4）电极治疗区要垂直作用于治疗部位。

（5）射频治疗能量是在安全能量范围内越高越好，但要按部位和皮肤情况，随时观察患者皮肤反应和感受，防止局部温度过高造成烫伤的风险。

3. 多极射频–Bodytite黄金微针治疗仪器的使用及安全管理

Bodytite又称高频电灼仪，包括常用的射频微针。高频电灼仪利用治疗头上多组平行的微针矩阵迅速侵入皮肤深层，通过微针针尖释放射频能量，将多极射频和产生的能量深入皮肤底层，与网状纤维层产生加热效应，准确、侵入式地作用于靶组织产生热效应，从而引起胶原蛋白收缩效应，促进代谢、激活胶原新生及重建，达到提升紧致衰老的皮肤、去皱美白、修复瘢痕、破坏汗腺以治疗多汗症、收缩毛孔、治疗光老化皮肤等作用。

（1）使患者详细阅读知情同意书，使其完整填写病历，告知治疗方案、可能会出现的结果和与治疗相关的任何风险，使用多极射频系统时患者不得接触到任何金属或其他接地的物体。如金属首饰在电极的活跃范围内，应立即移除。

（2）操作人员应当熟悉并掌握操作系统，出现问题采取紧急制动并作出迅速处理。

（3）使用前检查治疗头手柄和系统的连接器，确保附件能正常工作，连接不正确可能产生电弧和火、附件故障或非预期的手术结果。

（4）系统启动过程中，手和身体远离手柄。

（5）如果需要使用酒精等消毒时，在系统开启前使用，并确保酒精挥发完全。

（6）射频微针治疗需进行表面麻醉，治疗前充分清除残留的麻药。

（7）治疗区域的消毒要严格，备好无菌治疗盘和纱布等物品，消毒镊应使用一次性塑料制品，戴一次性无菌手套操作。

（8）治疗过程中监控皮肤表面温度，当皮肤温度达到临界时，停止传输RF能量。

（9）尽可能将系统和其他电力设备隔开放置，避免RF发生器被激活而导致两者之间发生干扰。

（10）实施治疗前先选择安装好手柄，连接系统后方可启动设备。

（11）吸收RF能量会提高吸收物质的温度，不要在爆炸物或易燃物的环境下使用该系统。

（12）移动仪器系统时，使用把手推拉设备，如若需要提起，请两人以上平抬底座，避免倾倒和损伤。

（13）避免潮湿的附件连接系统。

（14）定期保养和维护，发现问题及时联系维修并做好记录。

4.eTWO红外线射频治疗仪的使用及安全管理

eTWO系统是指配有Sublative RF和Sublime的治疗系统。Sublative RF是以分数方式通过多电极插脚阵列向皮肤输送双极射频能量，从而对靶组织加热，对真皮产生广泛的漫射影响，对表皮产生最低损伤经行的一种皮肤浅剥脱和表皮重建皮肤病治疗，愈合过程主要靠集中在成纤维细胞刺激和细胞外基质皮肤重塑。Sublime使用红外光源和双极射频对皮肤进行整体加热并影响真皮胶原；联合治疗系统可使深层皮肤加热，热处理深度可达到3mm，从而用于临床除皱治疗。

（1）由于治疗具有烧蚀性，仪器需要在通风良好的室内放置使用。

（2）仪器内部存在高压，所以操作者需正确使用仪器。

（3）仪器放置需要足够空间，周围物体尽量使用绝缘物品。

（4）治疗时去除所有金属佩戴物，包括患者和医师，避免不必要的伤害。

（5）操作中一旦系统手柄跌落或承受过任何过度力，切勿使用该系统手柄，需要进行安全检查。

（6）使用治疗头的机身保持清洁，特别注意Sublime治疗头头端的输出光导和电极，以及Sublative RF治疗头的射频电极，组建完整。

（7）Sublative RF和Sublime治疗头部不可碰触硬物。

（8）对于植有耳蜗植入物的患者，植入部位1cm半径区域的皮肤不得进行治疗。

（9）该治疗房间内不得存放易燃易爆的液气体装置，如需酒精消毒治疗头时确保仪器处于关闭状态。

（10）Sublime治疗头使用前务必将治疗区域涂有一层透明导电性能好的耦合制剂。

（11）患者使用的眼罩必须是绝缘材质，不可使用金属材质。

（12）治疗手柄置于托架上安全固定，取下时正确。

（13）射频电极垂直与治疗部位皮肤完全贴合，一旦局部翘起，很容易灼伤皮肤。

（14）系统在开机时，不得触碰Sublative RF治疗头连接器，以免引起电击。

（15）系统最佳运行的温度为15~30℃，相对湿度为40%~60%。

（16）每日需吸尘，以免灰尘损坏精密部件和电器设备。

（17）定期保养和维护，发现问题及时联系维修并做好记录。

五、红蓝光痤疮治疗仪的使用及安全管理

（一）仪器治疗原理

红蓝光是临床上最常见的一种治疗痤疮的仪器。目前国内使用较多的光源是半导体二极管（LED）光源发射仪，其发射出蓝色和红色两种光源。蓝光波长415nm，红光波长633nm，通过杀灭痤疮丙酸杆菌达到治疗效果，光照时间为10~20分钟，治疗时无痛感。工作原理为利用安全且高强度的光，激活靶细胞中的卟啉（为痤疮杆菌代谢产生的副产品），并产生单线态的氧，将痤疮内的厌氧菌杀死、排出，具有治疗痤疮和修复皮肤的功效。

（二）临床适用范围

各种类型的痤疮和脂溢性皮炎患者。

（三）禁忌证

光过敏或光敏感者。

（四）红蓝光痤疮治疗仪器使用及安全管理

（1）解开仪器制动，移动仪器时切勿拖拽治疗头。

（2）治疗头距离治疗部位10~20cm，切勿过高或过低，过高会影响治疗效果；过低可能造成压迫感或能量密度过高，确定位置后，将治疗光头固定牢固，防止滑脱给患者带来风险。

（3）眼睛的防护十分重要，使用浸湿的纱布先覆盖闭合的双眼，再用眼罩遮挡。

（4）治疗光垂直于治疗部位，不可倾斜，以免影响治疗。

（5）准备软枕或棉垫等局部支撑物品，方便患者局部照射时使用。

（6）固定仪器治疗头时，先调整位置，再拧紧旋转手柄，防止治疗灯罩损伤或挤压裂开。

（7）通电后开启仪器，调好治疗光源和能量时间，操作者需戴好防护镜后再进行治疗。

（8）医务人员需要确定灯罩光源全部开启后方可离开。

（9）治疗结束后，光源自动消失，仪器发出提示音后，先松动升降阀提起治疗头后再协助患者起身离开治疗区域。

（10）治疗头和仪器消毒处理2次/日，使用95%乙醇或含氯表面消毒剂擦拭。

六、点阵激光仪器的使用及安全管理

（一）仪器治疗原理

点阵激光治疗是一种新型的治疗技术，是基于局灶性光热作用，通过点阵状刺

激能均匀地启动皮肤的修复程序，最终导致包括表皮和真皮在内的全层皮肤发生重塑和重建，达到治疗目的。目前进行局灶性光热作用的点阵激光光源主要有二氧化碳激光（波长为10600nm）、铒激光（波长为2940nm）、glass：YAG激光（波长为1550nm）。点阵激光技术与经典的激光全层表皮重建相比，具有损伤范围小、创面愈合快、不良反应少的优点。

（二）临床适用范围

主要用于皮肤重建、痤疮瘢痕和外科瘢痕、皱纹、浅表色素增生、黄褐斑等治疗。

（三）禁忌证

（1）有糖尿病、难治性高血压、心血管疾病或肺部疾病等患者。

（2）局部皮肤有活动性单纯疱疹、活动性痤疮等患者。

（3）活动期银屑病、白癜风、严重的湿疹等易出现同形反应者。

（4）瘢痕体质者。

（5）期望值过高或不合作者。

（6）最近使用异维A酸者。

（四）点阵激光仪器的使用及安全管理

（1）治疗室每日适当通风，纱窗遮挡。

（2）仪器启动前，操作者检查各部件和导光臂的位置，轻拿轻放，以免暴力损害滤光片和治疗头，核对位置和治疗头的稳定、安全。

（3）按键时，适度点压进行能量参数的调节，保持触摸屏的干净无尘。

（4）清洁消毒点阵治疗头前部挡光镜，确保无皮屑、血渍、水印。

（5）更换治疗头时，先收好卸下来的手具并予以无水酒精消毒处理后放入工具盒中备用。

（6）安装新手具，保证接口和治疗手柄的连接紧密，标志正确对应。

（7）保护光学滤过镜的透亮和洁净，一旦有痕迹请及时报告科室负责人请专业人员维护。

七、二氧化碳激光仪器的使用及安全管理

（一）仪器治疗原理

二氧化碳激光是不可见光，可释放10600nm红外线波长，使用波长为633nm的氦氖激光或红色的半导体激光作为瞄准光，该波长被组织中的水强烈吸收并迅速加

热进而汽化，其热效应能有效地烧灼、切割、汽化组织，达到治疗目的。当前在我国激光医学美容的临床应用中，二氧化碳激光是最常用的。其操作和维护方便，有利于推广应用。在激光皮肤重建术中，目前还没有替代的方法能产生二氧化碳激光皮肤所能产生的显著效果。

（二）临床适用范围

（1）各种皮肤良性赘生物的治疗，如寻常疣、尖锐湿疣、毛发上皮瘤、汗管瘤、软纤维瘤、睑黄瘤、脂溢性角化、各种色素痣等。

（2）局限性毛细血管扩张、蜘蛛痣、酒渣鼻等表浅毛细血管扩张性损害。

（3）恶性病变如表浅基底细胞癌。

（4）带状疱疹及后遗神经痛、慢性溃疡、寒冷性多形红斑、毛囊炎、疖和疖病、化脓性甲沟炎、结节性红斑及斑秃等，可用CO_2激光低功率扩束局部照射。

（5）二氧化碳激光在医学美容中主要应用于治疗皮肤表面各种赘生物、各类痣疣、皮脂腺囊肿、腱鞘囊肿等。最近，二氧化碳激光皮肤重建术不断用于治疗皱纹、痤疮瘢痕和皮肤光老化。

（三）禁忌证

（1）全身性红斑狼疮等自身免疫性疾病者。

（2）瘢痕疙瘩者。

（3）皮肤恶性病变者。

（4）近3个月内使用维A酸药物者。

（5）不接受磨削术风险者。

（6）对治疗期望值过高或不稳定个性者。

（7）治疗部位皮肤破损或存在感染病灶者。

（四）二氧化碳激光仪器使用及安全管理

（1）二氧化碳激光仪器相对比较简单易维护，仪器接通电源后不需要提前预热。

（2）二氧化碳激光仪器治疗时由于组织汽化产生大量烟雾，烟雾中含有大量的有害物质和活性病毒微粒，对医师和患者的健康都会产生一定影响，所以必须配备专业的吸烟设备。

（3）激光工作间要有激光安全的警告标识，不允许无关人员随意进出。

（4）室内要尽量减少放置有反光作用的镜面或物品，以防止激光束在室内反射造成对人体的伤害。

（5）操作者和患者均需戴激光防护镜。

（6）二氧化碳激光操作界面简单，设置参数时，适度按压调节键即可进入操作，注意要防止激光频率过高造成不可逆损害。

（7）在皮肤重建术时，当治疗口唇部位时，应治疗到与唇红交界的部位，否则会破坏口唇的唇红线。

（8）眼睑皮肤治疗时，观察激光与组织的反应，以避免皮肤组织的过度收缩，使巩膜外露或眼睑外翻。对有过眼睑整形手术的患者尤其注意。

（9）皮肤表面的某些赘生物或皮损可能是一种癌前病变，进行治疗时应特别重视。

（10）操作过程中严格控制脚踏开关，防止激光头对准手术以外的人体部位引起误伤。

（11）其他部位的治疗时，要加强对眼的防护，可使用浸湿纱布遮挡。

（12）定期保养和维护，发现问题及时联系维修并做好记录。

八、PicoWay皮秒激光仪器的使用及安全管理

（一）仪器治疗原理

翠绿宝石皮秒激光在治疗雀斑时的脉冲宽度为450~750皮秒，由于它的脉冲宽度更短，对皮肤的生物学效应主要表现为光机械效应，当作用于皮损时，冲击波瞬间破坏黑色素，黑色素被击碎成相比纳秒激光更细小的粉末甚至汽化，能更好更快地被吞噬细胞摄取和代谢。翠绿宝石纳秒激光的脉冲宽度为70~150纳秒，对皮肤的生物学效应主要是选择性光热效应，组织中黑素小体的热弛豫时间为250~1000纳秒，当翠绿宝石纳秒激光在治疗雀斑时，黑素小体选择性吸收激光能量，由于激光脉冲宽度短于黑素小体的热弛豫时间，激光能量被局限在黑素细胞内，局限的高热导致黑素小体崩解，损伤的细胞经结痂或者吞噬细胞吞噬排出体外。

（二）临床适用范围

临床中各种色素性皮肤疾病。

（三）禁忌证

（1）心脏起搏器或内置除颤器者。

（2）治疗部位植入表面金属或其他植入物者。

（3）当前或之前有皮肤癌、其他癌症，或癌症病变前期黑痣者。

（4）并发重度疾病者，如心脏病。

（5）怀孕或哺乳期妇女。

（6）免疫抑制疾病如艾滋病者，或使用免疫抑制药物造成免疫系统受损者，或

由所用波长的光刺激生成的疾病者，如全身红斑狼疮、卟啉症、癫痫。

（7）有受热刺激的疾病者，如治疗部位复发单纯疱疹。

（8）控制不良的内分泌失调者，如糖尿病。

（9）治疗部位有活动性疾病者，如痤疮、银屑病、湿疹、皮炎。

（10）患有皮肤病、瘢痕疙瘩、伤口愈合异常以及皮肤非常干燥及脆弱病史者。

（11）有血友病病史或使用抗凝剂者。

（12）使用对所用波长产生光致敏的药物、草药、食物补充剂和维生素，如近6周内使用异维A酸，近两周内使用四环素或圣·约翰草者。

（13）面部在过去3周内进行过面部激光皮肤重建以及深层化学剥脱者。

（14）过去两周内由于晒太阳、日晒机或助晒霜而导致过度晒黑皮肤者。

（15）根据医师判断，有可能使患者产生不安全的病症者。

（四）PicoWay皮秒激光仪器的使用及安全管理

（1）PicoWay皮秒激光仪器精密昂贵，治疗室每日适当通风，开窗通风时建议时间短，小范围通风换气，纱窗遮挡、防止絮状物进入工作室，保持仪器所在环境的清洁无尘。

（2）准备仪器　仪器防护遮罩需定期清洗，材质光滑无毛屑，检查仪器电源和墙壁、地线的安全。

（3）每次治疗后，需用棉签蘸取95%乙醇或无水乙醇清洁测距规的保护镜片。

（4）取下测距规时，用橡胶保护皮套立即将治疗手柄保护起来，防止损坏和破坏光学镜片的无尘环境。

（5）治疗过程中需要更换手柄时，应正确更换和放置，防止手柄内的光学镜片遭到破坏。

（6）治疗时需拉伸或移动关节臂时，关节臂的活动范围在45°角左右，上下拉伸不可过度，否则影响内部光学镜片的导光输出和破坏结构。

（7）机箱后侧防尘网可取下水洗，建议每周一次，待完全干燥后再开机使用。日常清洁建议吸尘器清洁即可。

（8）使用仪器脚踏开关时，确认好脚踏连接线无折叠、无施压，确保仪器脚踏开关正确启动。切勿大力踩压，保证空气可以安全地输送到终端运行设备。

（9）该仪器加水时必须使用屈臣氏绿标蒸馏水。

（10）瞄准光显示非完整性圆圈时，可能由损坏的导光臂/镜片造成，如果继续使用，将会导致设备装置的损坏以及激光治疗仪内组件处于高风险之中，请及时联系仪器工程师。

（11）移动激光仪器设备时松开制动、动作轻柔，严格对待精密设备。

（12）激光治疗室温度适宜且保持恒定，避免过大的温度变化。

（13）皮秒激光仪器治疗手柄使用后需存放于工具装置箱内，妥善保存，定点上锁放置。

（14）定期做好机身整体保养和维护，使用后需遮盖，发现问题及时联系维修并做好记录。

九、吸烟机的临床使用及安全管理

（一）仪器原理及作用

外科手术中激光、电刀、超声波等均会产生大量的烟雾，研究表明，这些组织汽化后的烟雾中含有大量的有害物质和具有活性的病毒微粒。这些物质包括丙烯腈、氰化氢、甲苯、苯、甲醛、丙烯醛、一氧化碳及多环芳香化合物。多环芳香族化合物中存在着不少的强致癌物和致畸作用。另外，烟雾中缓存着具有活性的生物微粒，如HPV-DNA、细胞碎片及活细胞。因此，这些烟雾对医务人员、患者及治疗环境均有极大危害，所以吸烟机的应用不可缺少，通过具有不同功能的过滤材料和相应的滤芯，吸附烟雾中的微粒则用高效滤过材料过滤，使直径在0.1 μm以上的微粒不能通过，有毒气体被吸附和阻断。放在激光器和产生烟雾的位置，直接将烟雾吸入仪器中，不再产生交换作用。

（二）临床适用范围

除吸附激光与手术中的烟雾，还可用于实验室中的有毒、有害气体的吸附。

（三）吸烟机的使用及安全管理

（1）电源线需与仪器同步放置。

（2）检查吸烟嘴（烟雾入口）与吸烟管反螺纹连接，用于收集烟雾使用。

（3）按照使用频率，更换吸烟嘴前端的过滤棉，一周至少更换1次。如过滤棉变色应立即更换，更换过的过滤棉放入黄色垃圾袋及时处理防止污染环境。

（4）调节吸烟机吸力时，实际调节压力可根据烟雾大小、吸烟嘴的距离将可见的烟雾直接吸入仪器中即可。

（5）移动吸烟机时，切勿用力拖拽支撑杆，支撑杆一旦折断，影响吸烟管的固定和吸烟时可调节的良好位置。

（6）使用者和激光室责任护士及时发现仪器的工作能力降低时，应向科室负责人报告请示，及时更换相应的耗材配件。

十、窄谱中波紫外线仪器的使用及安全管理

（一）仪器治疗原理

窄谱中波紫外线（NB-UVB）是一种相对来说比较新的皮肤病治疗方法。窄波UVB是一种新型的银屑病、白癜风等慢性病的治疗技术。通过某一波长的紫外线照射皮损，产生光化学反应或调节免疫反应等作用，从而达到治疗某些顽固性皮肤病的目的。窄波UVB光照仪解决了紫外线照射过度的问题，不仅能使患者充分接受窄波UVB发射的光线波长在311~312nm范围内的光照（这一范围是自然阳光中对人体最为有益的部分），同时UVB治疗不需要服用其他辅助药物，避免了在传统PUVA疗法中使用光敏药物所带来的副作用，这些特点使窄波UVB在患者和医师中越来越受欢迎。

（二）临床适用范围

银屑病、白癜风、特异性皮炎、扁平苔藓、多形性日光疹、结节性痒疹，最近有人将之用于斑块型蕈样肉芽肿。

（三）禁忌证

光过敏者、红皮性银屑病者。

（四）窄波UVB临床使用及安全管理

（1）建立患者治疗档案，包括每次治疗时间、照射剂量、皮肤变化及不良反应的发生、处理，以及累积照射剂量等均应详细记录，并于每次照射前照相存档，以进行治疗前后的疗效对照。

（2）加强对患者的保护。应采用黑色遮光布对患者的皮损进行设计裁剪，暴露治疗部位，每次治疗前对正常部位进行严格保护，尽量减少NB-UVB对人体的伤害。

（3）照射过程中注意观察患者的精神状态及全身反应，如出现头晕、胸闷、大汗等不适反应，应及时处理并报告医师。

（4）告知患者严格遵医嘱并按治疗原则定期接受治疗，治疗过程需要遵医嘱调整方案或治疗周期。

（5）治疗过程中根据患者需要开启舱内风扇，以免大面积辐射使其憋闷不适。

（6）对患者治疗记录病历时应内容完整、字迹清晰、剂量准确，方便不同的治疗人员查阅。

（7）整理用物和收纳仪器时轻拿轻放，妥善保管。

（8）仪器安装固定后按出厂要求严格遵守安全管理原则，包括电源、仪器机身

整体的维护，定期软布清洁，内部消毒，每日打扫尘屑，及时发现NB-UVB发光部件和连接异常，及时记录并联系检修和维护的专业人员。

十一、水光仪器的使用及安全管理

（一）仪器治疗原理

该仪器是采用负压技术，通过电脑控制的多根微针注射补充营养物质到真皮层的一种注射仪器，仪器前段为操作手柄，可以连接特定注射器和注射针头，上接电脑控制的推针器，根据药物毫升数可调节每次进针深度、单次注射剂量和总注射次数，给皮肤补充透明质酸或其他营养物质的目的。

（二）临床适用范围

用于皮肤暗黄、皮肤老化等问题。

（三）禁忌证

有凝血障碍、瘢痕体质、精神疾患者。

（四）水光仪器使用及安全管理

（1）治疗前表面麻醉的安全使用。

（2）严格消毒治疗区域，治疗室及治疗单位定期消毒。

（3）仪器稳定，检查各连接紧密，所有物品准备就绪后方可开机调试。

（4）注射前三查七对，需要配制药品的需二人查对后方可注射。

（5）注射器的卡扣标准适配，注射器与负压管连接时需使用一次性连接橡胶管或橡胶管高压灭菌后方可使用。

（6）负压长管使用8~10人次时，需要定期冲洗后消毒使用。

（7）手柄放置时需要位置准确，防止坠落损坏。

（8）操作者完成治疗后记录日期时间并将一次性物品直接放入黄色医疗垃圾桶。

（9）注射后的治疗头和术前配药需要的利器放入医疗利器盒。

（10）治疗后仪器清洁、管路整齐、配件齐全。

（11）定期保养和维护，发现问题及时联系维修并做好记录。

十二、半导体仪器的使用和安全管理

（一）仪器治疗原理

半导体激光治疗仪采用波长为650nm的光波，素有人体黄金波段"生命之光"

之美称。它主要利用激光产生的生物刺激效应，穿透组织达皮下7cm，通过半导体激光的激光束照射人体病变组织，达到减轻或消除病痛，改善局部血液循环，促进组织修复，快速消炎等作用。此激光为近红外波段，可深入组织内部作用于机体，使组织良好地吸收光能量，抑制或降低炎症致痛作用。

（二）临床适用范围

主要用于急慢性疾病、神经性疼痛及功能障碍、运动系统的急慢性损伤、风湿病、感染及非感染性炎症皮肤病的辅助治疗。

（三）禁忌证

恶性肿瘤、妊娠、严重出血性疾病患者。

（四）半导体仪器的使用和安全管理

（1）移动仪器时先取消制动，推到床旁时，转动关节臂，按照射部位调节高度。

（2）接通仪器电源后使用钥匙旋转至水平。

（3）将激光治疗头放置于治疗部位时，治疗平面与治疗部位呈水平位置。

（4）调节功率大小，一般功率为350~500mW，照射距离2~3cm，光斑直径为8~10cm。

（5）根据皮损面积选择单头或双头治疗。

（6）照射完毕，激光会自动停止输出并发出声音信号，将钥匙旋转至关闭位置即可。

（7）操作完毕，关闭电源。协助患者取舒适体位。

（8）照射头面部时，注意遮挡双眼，避免引起眼炎或角膜炎。

（9）治疗过程中，充分暴露照射的皮损，不能有任何遮挡，否则影响照射效果。

（10）对半导体治疗仪进行消毒处理用75%酒精擦拭激光输出口及治疗机整体的外表即可，以免交叉感染。

（11）每月对仪器进行检测，保证功率的稳定性，定期保养和维护，发现问题及时联系维修并做好记录。

十三、超分子洁肤仪器的使用及安全管理

（一）仪器治疗原理

超细微小气泡治疗系统是量子医学在皮肤领域的具体治疗手段。超细微小气泡是纳米级的小水疱，气泡直径为1~10nm；它使水分的原子团变得更小，氧气更容易溶入原子团的间隙中，同时氧分子打破水界面，更容易溶入水中，水分子始终在

经行布朗运动，不断冲撞。由于气泡的直径微小容易渗透进入毛孔，带走毛孔内的污垢，同时大量气泡在水中溶解和破裂，产生大量负压氧离子，起到杀菌、净化毛孔、去除皮屑、刺激皮肤微循环的作用。

（二）临床适用范围

痤疮、粉刺、脂溢性皮炎、深层洁肤者。

（三）禁忌证

新破损或活动性伤口者。

（四）超分子洁肤仪器使用及安全管理

（1）移动仪器时先取消制动，再进行移动。

（2）小气泡治疗桶内加入治疗使用的蒸馏水，不应超过最高水位限位置。

（3）检查仪器各导管和仪器连接正常、出水口封闭、调节压力后可以正常使用。

（4）使用一次性治疗头安装到仪器手柄上。

（5）仪器通电后再打开治疗开关，根据皮肤耐受度来调节负压吸力的强度，敏感皮肤压力可适度降低，防止引起刺激性荨麻疹。

（6）仪器开始工作后观察入水管和出水管水流动和压力是否正常。

（7）治疗完毕关闭仪器，将压力表调到零位，及时放空废水箱内的污水。

（8）废水箱按临床使用率来定期清洗，拆开清洗的方法参照使用说明，防止污水管堵塞影响使用，必要时联系仪器工程师或致电服务人员解决。

十四、光动力治疗仪器的使用及安全管理

（一）仪器治疗原理

该仪器是一种新型光动力治疗设备，它联合海姆泊酚光敏剂治疗鲜红斑痣。照射治疗仪器为 Light-Emitting Diode ——发光二极管，特点是利用其特殊的半导体材料在外加电场作用下发射单一波长的光（532nm），并以特定的功率作用于不同症状的皮肤表面，超大功率高亮发光二极管高功率照射使其在被照射部位产生光生化效应以达到患部进而达到治疗目的。系统标准配置两个治疗头，分别为主治疗头和辅助治疗头。按治疗部位的需要，可选择主治疗头模式、辅助治疗头模式和双头治疗模式。在主治疗光源距离治疗面为10cm的情况下，指引开启后，照射治疗面积为10cm×10cm，在该区域内光功率密度均衡性最佳。

（二）临床适用范围

（1）联合海姆泊酚光敏剂治疗鲜红斑痣。

（2）治疗炎性痤疮，消除炎症。

（三）禁忌证

（1）光过敏者、敏感性皮肤或极易过敏者。

（2）临床诊断为抑郁或精神疾病患者。

（3）当前或既往有皮肤癌病史，或当前患有其他类型的癌症或疑似癌前病变者。

（4）严重系统疾病，如心脏病者。

（5）妊娠或哺乳期妇女。

（6）由于AIDS、HIV感染或应用免疫抑制药物导致的免疫力低下者。

（7）光可加重的疾病者，如系统性红斑狼疮。

（8）卟啉病和癫痫病史者。

（9）控制不良的内分泌紊乱者，如糖尿病。

（10）治疗部位有任何活动性的疾病者，如疼痛、银屑病、湿疹皮炎。

（11）瘢痕体质者。

（12）有出血、凝血功能障碍病史或使用抗凝药物者。

（13）已知使用诱导光敏反应的药物、食物或异维A酸者。

（四）光动力治疗仪器的使用及安全管理

（1）患者的安全：治疗前医师应详细地向患者讲解治疗过程及注意事项，使之充分了解治疗原理，积极配合治疗。

（2）治疗室的墙面、屋顶、地面应无光反射物，如水银镜、大面积高光亮金属物等。

（3）环境要求：温度为5~35℃；相对湿度为≤80％；大气压力为80~106kPa。

（4）防护准备：输注海姆泊酚过程中全程避光条件下使用输液泵输注。

（5）医务人员及患者均需戴防护眼罩，患者治疗部位以外均需严密保护，按患者病损形状使用黑布胶条严格实施粘贴和防护。医护人员在给患者实施治疗时做好个人安全防护，使用本仪器专用防护眼镜，在整个治疗操作过程中不可直视输出光。

（6）治疗距离：主治疗头距患者被治疗部位需保持10cm；辅助治疗头距患者被治疗部位需保持7cm。

（7）指引光源：开启仪器时主治疗头有指引光源，可确定患者治疗部位的范围。

（8）治疗开始前，工作程序设置为初始小功率启动，以让患者适应治疗光，数秒后计算机自动调节LED灯至设定功率。

（9）系统单次治疗时间为40分钟，在进行功率密度监测时，系统自动换算剩余治疗时间和总治疗时间。如果总治疗时间超过40分钟，可暂停治疗，调节功率密度后，再继续治疗。

（10）主治疗和辅助治疗头配置有制冷风扇，制冷等级分三个档位，根据患者对灼热感的耐受情况调节冷风档位。

（11）治疗室内必须避免使用易燃麻醉剂或氧化性气体（如氧化亚氮和氧气等）。某些材料（如棉毛物）在富含氧气时会被正常使用的仪器产生的高温点燃。

（12）用于清洗和消毒的溶剂和可燃溶液应该在使用仪器前使其挥发。应该注意内部气体点燃的危险。

（13）如不按规定方法使用控制器件、调节器件或进行操作，会产生危险的辐照量。

（14）治疗仪使用一年应对其进行检查和维护，检查项目主要是光治疗头的完好情况。观察光治疗头的光源是否发光，如有异常应通知专业维护人员更换光治疗头。

（15）对治疗仪进行检查和维护的人员必须是熟知本机的安全要求并能熟练操作本机的医护人员或技术人员。

（16）为保护环境，光治疗头寿命终止后不应随意丢弃，按医疗器械处理办法退回或统一处理，并按相关医疗废弃物处理规定执行。

十五、魔塑溶脂仪器的使用及安全管理

（一）仪器治疗原理

魔塑溶脂即射频溶脂，是电磁能量的一种形式，当施加到组织时，产生的电磁场导致组织内分子的振动，产生热量，将脂肪和真皮组织加热到39~42℃的临床生效温度，从而促进胶原重塑和成纤维细胞的增生以及基因表达，特别是Ⅰ型和Ⅲ型的型前胶原。射频对皮肤组织的热效应能够使胶原重塑，重新排列结缔组织，破坏分子间的交联，胶原蛋白变性，刺激纤维母细胞，产生新的细胞间质。

（二）临床适用范围

（1）身体各部位皮肤松弛。

（2）皮肤皱纹。

（3）肥胖或多余脂肪。

（4）妊娠后腹部皮肤松弛。

（5）身体各部位塑型。

（6）抽脂术后。

（三）禁忌证

（1）妊娠期妇女。

（2）生理期妇女。

（3）患有皮肤疾病的治疗部位者。

（4）文身或半永久化妆的治疗部位者。

（5）心脏疾患者。

（6）植入心脏起搏器、凝血功能障碍、髋关节置换术者。

（7）妇科内置金属环者。

（8）癌症或可疑癌前病变者。

（9）治疗部位近期进行注射肉毒素或有不明填充物者。

（四）魔塑溶脂仪器的使用及安全管理

（1）仪器同其他激光仪器一样，安全独立放置，电源及地线按出厂要求接好，不可与其他设备共用电源线。

（2）射频仪器不可与其他仪器同时使用，防止干扰，应独立房间放置。

（3）治疗过程中，会针对不同的治疗部位更换不同的治疗头时，需要暂停仪器，确保安全的情况下进行更换。

（4）治疗患者时确保治疗区域干燥，不含任何水分。

（5）治疗时治疗模式下BC治疗头温度不超过42℃，FC治疗头温度不超过39℃。

（6）治疗后关闭治疗模式，完全去除治疗头残留的凝胶，清洁处理后使用75%乙醇常规消毒，待干备用。

（7）每日需保证仪器整洁，配备专人专用的床单位。

（8）定期检测仪器性能是否稳定，发现异常时及时联系维修并做好登记备案。

十六、蓝极光痤疮治疗仪器的使用及安全管理

（一）仪器治疗原理

蓝极光痤疮治疗仪是由三个模块组成：Pure模块——单针黄金微针射频模块是

火针和射频技术的完美结合，它利用针体部分绝缘的细小黄金微针将RF能量精确作用于皮脂腺，让皮脂腺萎缩、变性，从而达到治疗痤疮的目的；ScanJet模块 – 蓝极光模块通过特制的介质阻挡数千伏高压放电产生低温直接等离子，它通过等离子作用时释放产生的带电粒子、自由基、紫外线等多种物质，可以直接杀灭包括痤疮丙酸杆菌在内的多类细菌、消除皮肤炎；ScanRF模块 – 点阵射频模块，利用专业双极无序的扫描点阵技术，将射频能量均匀传递到真皮，表皮微剥脱，真皮热刺激使皮肤修复重建。

（二）临床适用范围

（1）痤疮　杀灭痤疮丙酸杆菌、消除炎症、加速愈合。

（2）痤疮瘢痕及术后预防性治疗　痤疮凹陷性瘢痕、褪红、消肿、皮肤修复等。

（三）禁忌证

（1）妊娠或哺乳期妇女。

（2）治疗部位皮肤破损或存在感染病灶者。

（3）日晒伤者。

（4）瘢痕体质者。

（5）文身或永久化妆的治疗部位者。

（6）髋关节置换术或其他金属装置（心脏起搏器、除颤器、植入式电子/电气设备）者。

（7）血凝血功能障碍或出血过多或瘀伤者。

（8）深静脉血栓形成的病史者。

（9）使用血液稀释药物者。

（10）癌症或治疗区域疑似癌前病变者。

（11）激素失调者。

（12）免疫系统紊乱者。

（13）接受注射包括肉毒杆菌、不明填充材料者。

（四）蓝极光痤疮治疗仪器的使用及安全管理

（1）仪器同其他激光仪器一样，安全独立放置，电源及地线按出厂要求接好，不可与其他设备共用电源线。

（2）仪器连接治疗手柄根据治疗方案选择或更换模式治疗头/手柄。

（3）由于治疗头需接触患者皮肤，每人独立使用，使用后清除皮屑和残留的体液或血迹，需要高压灭菌处理。

（4）必要时需使用酒精类其他可燃消毒液时，需待本机关闭状态下使用，切勿在开机或放电情况下使用，防止造成严重损伤和事故。

（5）开启仪器前确认各组件连接紧密，严格确认治疗头干燥状态。

（6）Pure模块治疗时避免单针触碰硬物或其他部件造成损坏，需在接触治疗前取下保护帽。使用ScanJet-蓝极光模块治疗前，检查治疗头安装滚轮完好，防止制动时能量异常给患者造成损伤。ScanRF-点阵射频模块治疗凹槽头需要保护并无菌清洁，在治疗前检查治疗头正常出针。

（7）三种模式治疗时一定要确保医患双方安全，开启后治疗头不可接触金属物质，避免意外放电造成认为的损伤。

（8）必要时可使用吸烟机对汽化后的气体进行处理，保障医患双方的健康安全。

（9）定期检查仪器、各模式手具或手柄的配件性能及状态，异常时及时联系维修并做好登记备案。

（岳丹霞　王聪敏　夏志宽　李　娜）

第二节　皮肤影像仪器及皮肤测试仪的质量管理

随着皮肤学专业的不断创新与发展，皮肤影像学和皮肤检测技术在临床诊断、皮肤科研领域应运而生，并为临床疗效的评价提供客观的数据指标。在临床工作中，除了皮肤治疗需要的激光治疗设备，还有一些国内外皮肤科专家常用的皮肤镜下影像仪器、皮肤图像分析仪器及人体皮肤监测分析的设备仪器，需要我们在日常工作中充分维护和保养。

一、皮肤镜检查仪器的使用及安全管理

皮肤镜检查是一种在人体上应用且无创的诊断技术，可以放大皮肤，观察到表皮、表皮和真皮交界处及真皮乳头的颜色和结构，能够观察皮肤颗粒层以上的微细变化。它在诊断色素改变性疾病及判断其良恶性方面有着无可比拟的优势，是色素性皮肤病的诊断工具。皮肤镜检查主要用于各种色素性疾病和多种皮肤肿瘤的诊断，可显著提高肉眼诊断的准确性。这里主要介绍手持式皮肤镜的使用及安全管理。

（一）适用范围

在皮肤科的应用主要包括色素痣、蓝痣、Spitz痣、非典型痣、黑素瘤、色素型基底细胞癌、脂溢性角化病等疾病诊断，可显著提高恶性黑素瘤的诊断准确率。皮

肤镜还可用于特殊部位皮肤损害的诊断，如掌跖部位、颌面部、黑甲等。

（二）局限性

过大的结节或疣状的皮损、过度的色沉或角化、多毛区及皮肤皱褶处均不宜进行普通的皮肤镜检查。皮肤镜的诊断准确率并非100%，也存在一定的假阳性与假阴性。

（三）皮肤镜检查仪器的使用及安全管理

（1）皮肤镜身形小巧，便于携带，设计优良，配件精密，国内外专家把它称为皮肤科医师的火眼金睛。

（2）由于设计精巧，不能磕碰，以免影响仪器性能，所以需要严格保管。

（3）手持皮肤镜检查过程中易导致跌落，造成无法修复的损失，要在机身外套一个配有腕带的保护套，使用起来安全放心。

（4）使用前机身与镜头处于分离状态，不能用手触碰镜头，需要使用时在保护软布上进行安装。

（5）将皮肤镜与数码相机相连接，并检查仪器的性能。

（6）操作者将皮肤镜接触皮损，在光源（偏振光或普通光可切换）照射下通过与之相连的数码相机屏幕观察皮损并拍照。

（7）将所收集的图片通过数据线导入电脑，通过人工或计算机辅助，识别出图像中存在的各种皮肤病指征及其特点，从而得出诊断。

（8）图像分析人员接受皮肤镜技术相关专业的培训十分重要，其对于不同部位正常皮肤的皮肤镜图像的掌握及皮肤病指征与组织病理的对应关系的理解，是应用皮肤镜诊断疾病的前提与基础。

（9）皮肤镜检查是非创伤性技术，操作简单，患者无痛苦，一般无操作并发症发生。

（10）偏振光皮肤镜通过用偏振滤光片滤掉皮表的漫反射光线，选择性收集透射光线观察，无需使用浸润液即可观察到表皮下的结构。

（11）操作完毕，将皮肤镜与相机分离，95%乙醇或无水乙醇擦拭完毕后，按规定收藏放入保险柜中，并做好使用登记。

（12）储备条件：避免受潮，擦拭待干后方可收纳；保护镜头，避免互相碰撞；装入专业仪器盒中妥善保管。

（13）定期保养和维护，发现问题及时联系维修并做好记录。

二、皮肤超声仪器的使用及安全管理

皮肤超声检查是应用生物物理学、光学、电子学、信息技术和计算机科学等学科的理论和技术，检查评价皮肤生理学和病理学特征的一门技术。高频探头能精确、无创地测量皮肤各层厚度和病变的范围及深度，有利于皮肤疾病的早期发现、术前诊断、手术方式的选择以及评估疾病发生、发展和临床疗效等。高频超声皮肤成像技术能简便、准确、无创地观察、测量皮肤的表皮、真皮层、皮下组织等细微结构，对于皮肤结构的观察及疾病的诊断有一定的价值。

（一）适用范围

高频超声皮肤成像技术主要用于各种痣、寻常疣、瘢痕、角化病、硬皮病、血管瘤、皮肤肿物（包括脂肪瘤、黑色素瘤、基底细胞癌等良性、恶性肿瘤）等疾病的检查。

（二）皮肤超声仪器的使用及安全管理

（1）物品准备 治疗盘1个（内置耦合剂、纸巾、一次性手套）、高频超声皮肤成像系统（包括超声扫描探头、模块化设计的下位机和由PC机组成的上位机）。

（2）操作前需要检查配件连接情况，仪器探头确保用硅胶套保护，不可触碰硬物。

（3）更换探头时切勿暴力插拔，定期对探头消毒擦拭，防止交叉感染。

（4）一次性使用物品分开放置，定期检查有效期。

（5）仪器周围清洁、无粉尘及污染物。

（6）电源电压稳定，按仪器出厂要求连接。

（7）移动仪器时松开仪器制动，禁止搬动屏幕，防止意外损坏。

（8）仪器工作时，勿覆盖勿置物，床单位不要紧贴仪器，避免影响仪器正常工作和散热。

（9）定期对仪器检查室紫外线消毒。

（10）定期保养和维护，发现问题及时联系维修并做好记录。

三、皮肤CT检查仪器的使用及安全管理

三维皮肤CT是基于光学聚焦原理，利用计算机三维断层成像技术，直观、实时、动态地观测皮肤病发生、发展、疗效及其皮损情况的先进检测与治疗的复合型仪器。与传统病理活检相比，其具有无创、无痛、患者舒适度高以及检查迅速等优点，患者依从性高。利用皮肤CT可对部分皮肤病进行诊断以及皮肤肿瘤的边界判定等检查。

（一）适应范围

用于白癜风、银屑病、刺激性接触性皮炎、扁平苔藓、硬皮病、色素痣、非典

型增生痣、扁平疣、黄褐斑、皮脂腺增生、黑色素瘤、皮肤纤维瘤、血管瘤等疾病，进一步的辅助检查。

（二）皮肤CT检查技术的使用及安全管理

（1）安装空间需要专业的防射线独立密闭房间，防止射线的泄漏及对医患双方造成生物损害。

（2）操作时非检查部位需要防辐射覆盖，或穿防辐射罩衣只暴露检查部位即可。

（3）防辐射防护衣物需定点悬挂放置、勿折叠，防止破坏衣服性能。

（4）工作人员需有自我防护意识，确保正确且安全操作。

（5）皮肤CT要和其他仪器一样按出厂要求配置稳定电源。

（6）由专人负责皮肤CT的日常维护和管理。

（7）系统的保养与普通光学生物显微镜相似。必须经常对设备进行清洁擦拭及维护。

（8）严禁擅自处理、拆卸、调整系统各主要部件。

（9）严禁非本科室人员私自拷贝系统中存储的数据，拷贝数据使用的U盘需格式化后方能插入系统，以免系统被外来病毒入侵。

（10）定期检查和维护设备，发现问题及时联系维修并做好记录。

四、CK多功能皮肤测试仪的使用及安全管理

CK多功能皮肤测试仪是通过皮肤无创监测，采用光谱吸收、红外线、传感器、共振声波等原理对皮肤组织进行监测，为我们临床皮肤治疗及预后得出客观性的数据和指标。本系统包含几十种独立测试及分析系统，以下针对临床上主要使用的五项系统测试探头作指导说明，包括皮肤水分测试、皮肤弹性测试、皮肤水分流失测试、皮肤酸碱度测试、黑红色素测试。

（一）皮肤水分测试仪（Corneometer，CM825）

水分的测试是电容法原理作为皮肤屏障功能水分的监测及化妆品及生物医药应用功效的评价。

1.适用范围

读取人体各部位皮肤水分，并为临床科研提供数据分析。

2.优势

（1）电容测量不受皮肤物质的影响（盐或局部应用产品的残留）。

（2）测试时间快，可动态连续测量。

（3）测量深度为10~20μm，避免对深层皮肤的影响。

（4）探头轻便、小巧，容易操作和测量，可测试唇部皮肤。

3.皮肤水分测试系统的使用及安全管理

（1）测试仪的房间不能和其他大功率仪器尤其是射频仪器同时使用开启时会干扰仪器正常运行或频繁出现死机现象。

（2）注意探头插头必须用驱动边缘连接到装置。

（3）探头非常敏感，插入时不要太用力，错误的插拔会损坏装置。

（4）探头前端有保护帽，探头放置在探头的支架上。

（5）如发现软件装置不显示探头信息，需要退出软件后，再检查电源线和电脑上的USB接口。

（6）对所有皮肤参数的测量，保持恒定的环境调节，温度和相对湿度恒定，最佳条件：温度为20℃，湿度为40%~60%。

（7）仪器系统连接电源需适用于ICE标准的电源。

（8）被测定皮肤区域不需要遮挡。

（9）被测者的情绪平稳，避免压力导致蒸发量增加。

（10）毛发部位测量时需要剔除局部毛发。

（11）根据要测量的情况，分为洁面前和洁面后，注意洁面后需要测量皮肤本身的值需待30分钟后方可测量。

（12）更换测试者时，先将探头顶端使用75%乙醇消毒待干后使用。

（13）发现探头有裂痕或损坏，及时联系维修并做好记录。

（二）皮肤水分流失（TEWL）测试仪（Tewameter，TM300）

仪器的测试原理来源于菲克扩散定律，通过测试皮肤水分流失（TEWL）的数值可直接反映皮肤的屏障功能，还可为皮肤光老化、皮损和瘢痕的研究提供临床客观数据。

1.适用范围

过敏性斑贴试验、接触性皮炎、物理疗法、烧伤及新生组织的测定及分析，及时发现屏障的受损程度。

2.皮肤水分流失系统的使用及安全管理

皮肤是活体器官，在不断地和环境交互，为确保仪器探头和数值的稳定能测量温度偏差的1/100°角。要获得精确和可重复的测量值时应坚持以下正确操作和建议。

（1）对所有皮肤参数的测量，保持恒定的环境调节，温度和相对湿度恒定，最佳条件：温度为20℃，湿度为40%~60%。水分流失测试对环境中的温度和湿度要求格外严格。

（2）测试仪的房间不能和其他大功率仪器尤其是射频仪器同时使用，开启时会干扰仪器正常运行或频繁出现死机现象。

（3）被检测者需在测定环境中适应几分钟后方可接受测试。

（4）被检测者保持平静，切勿运动和情绪激动。

（5）检测前医患双方沟通，检测时尽量避免谈话影响检测指标。

（6）测量时力度以测量器完全贴于皮肤即可，无须重压，防止传感器污染和探头螺旋结合损坏，或探头前端使用胶带粘于皮肤，使之密闭，防止探头和皮肤之间的间隙蒸发。

（7）在检查校准程序前，让探头的保护帽敞开，在测量条件下大约适应10分钟，确保内部优化调整到测量环境。

（8）校准时，需要将保护帽正确佩戴在探头上，转动好找到位置，直至探头手柄完全封闭。

（9）切勿使探头滑落或磕碰硬物。

（10）使用75%乙醇棉棒（不滴液）定期清洁消毒，对周围及传感器以下进行消毒待干备用。

（11）发现探头有裂痕或损坏，及时联系维修并做好记录。

（三）皮肤弹性测试仪（Cutometer dual，MPA 580）

测试原理是基于吸力和拉伸原理，在被测试的皮肤表面产生一个负压将皮肤吸进一个特定测试探头内，皮肤被吸进测试探头内的深度是通过一个非接触式的光学测试系统测得，测试探头内包括光的发射器和接收器，光的比率（发射光和接受光之比）同被吸入皮肤的深度成正比，然后通过MPA软件分析来确定皮肤的弹性性能。

1.适用范围

（1）皮肤病基础研究数据的使用。

（2）激光仪器治疗的疗效评价。

（3）不同部位皮肤的监测和皮肤疲劳性能。

（4）用于未损伤的皮肤检测。

2.皮肤弹性测试系统的使用及安全管理

（1）保持恒定的环境调节，温度和相对湿度恒定，最佳条件：温度为20℃，湿度为40%~60%。

（2）测试仪的房间不能和其他大功率仪器同时使用，尤其是射频仪器，开启时会干扰仪器正常运行或频繁出现死机现象。

（3）先将探头连接仪器再连接电源，避免影响探头在系统的稳定性。

（4）探头一定使用探头支架，避免滑落损伤探头。

（5）探头防止碰撞，探头内的玻璃棱镜可能会被损坏。

（6）探头需要特殊护理，里面不可以有污物，玻璃棱角不得与任何物体接触受损。

（7）探头必须以正确的角度接触皮肤，不能压得皮肤太紧，否则皮肤被压入探头可能触碰或把油脂压在玻璃棱镜上。

（8）每日使用前检查探头的完整性，在批量数据收取前需校准探头的准确性，确保探头稳定。

（9）在仪器激活时出现声和光信号，必须按提示检查。

（10）定期清洁探头，使用频繁时每日清洁。专用探孔刷上下移动清除干净。

（11）每当使用或操作不安全时不能再操作，及时联系维修并做好记录。

（12）仪器系统连接电源需适用于ICE标准的电源，先连接三孔插座。

（13）发现探头有裂痕或损坏，及时联系维修并做好记录。

（四）皮肤酸碱度测试仪（Skin-pH-Meter，pH905）

酸碱度的测试原理是通过一个玻璃电极和参比电极做成一体的特殊测试探头，顶端由半透明膜构成，探头内部的缓冲液和外部被测皮肤表面所形成的被测溶液分开，外部溶液的H^+却可以通过半透膜，从而进行酸碱度pH值的测定。

1.适用范围

（1）了解皮肤外使用的产品对皮肤的酸碱作用。

（2）皮肤病的基础研究。

（3）职业健康或皮肤暴露的皮肤防护有效性。

（4）生物制剂、化妆品的指导。

2.皮肤酸碱度测试系统的使用及安全管理

（1）保持恒定的环境调节，温度和相对湿度恒定，最佳条件：温度为20℃；湿度为40%~60%。

（2）测试仪的房间不能和其他大功率仪器尤其是射频仪器同时使用开启时会干扰仪器正常运行或频繁出现死机现象。

（3）探头易碎，妥善保管探头系统；探头很敏感，插入时不要用力，防止损坏。

（4）切勿触摸探头前端，避免损害透明膜或改变其酸碱环境。

（5）探头必须处在平衡液/蒸馏水中，封闭的橡胶环稳固在探头前防止探头伸到瓶身底部产生摩擦或碰撞，平衡液瓶身稳定，探头在使用时方可取出。

（6）探头需放置于缓冲液中，否则影响测定数值的准确性。

（7）注意探头插头必须用驱动边缘连接到装置。

（8）定期校准探头，每次校准时需要使用新的缓冲液，常规4周校准一次，校准时间不少于30秒。

（9）校准前先使用蒸馏水冲洗探头，再使用缓冲液校准。缓冲液为仪器使用的耗材物品，要妥善保管。

（10）若探头有漏出电解质液（KCL液）的白色沉淀物在膜周围，及时用蒸馏水除去。

（11）发现探头有裂痕或损坏，及时联系维修并做好记录。

（五）皮肤颜色测试系统（Colorimeter，CL400）

皮肤颜色的测量由于皮肤结构中的几个半透明层，环境光和测量装置发出的光穿透到皮肤的不同深度且不以同样的方式被吸收和反射。决定皮肤主要颜色的成分是黑色素在上层显示为棕色/灰色，而在皮肤深层的血红素显示为红色甚至为浅蓝色。探头使用白色光环状均匀照射，在所有方向上散射，被探头测量到并相应地表示出来，用特殊的颜色矩阵来校正探头的原始数据，尽可能接近标准值，用三基色法表示出来，并自动计算出每次测量的个体类型角ITA。

1.适用范围

（1）分析皮肤颜色的变化。

（2）化妆品、药品、防晒的功效测定。

（3）色素性疾病的测定。

（4）定位指标的数据分析。

（5）皮肤病临床的基础研究。

2.皮肤颜色测试系统的使用及安全管理

（1）保持恒定的环境调节，温度和相对湿度恒定，最佳条件：温度为20℃，湿度为40%~60%。

（2）测试仪的房间不能和其他大功率仪器尤其是射频仪器同时使用，开启时会干扰仪器正常运行或频繁出现死机现象。

（3）探头较敏感，插入时不要用力，防止损坏。

（4）在插上或拔下任何探头前，必须退出MPA软件系统。

（5）妥善保存探头的光保护环，在使用时需要遮蔽周围光线。

（6）注意皮肤颜色探头禁止在灯光和太阳光线直射下测量。

（7）避免热辐射，以免影响测量精确度。

（8）被测试者避免运动、情绪激动，可以让被测试者休息10分钟后再行测试。

（9）避开毛发的部位进行测试，测试时需剔除局部毛发。

（10）建议选择治疗区域内至少3个点位作为测量并取平均值。

（11）设备在强烈变化的空间条件下以及大量研究前使用时要做检查校准。

（12）校准前要佩戴校准帽。

（13）定期清洁消毒，使用75%乙醇擦拭，酒精不得进入探头内。

（14）发现探头有裂痕或损坏，及时联系维修并做好记录。

（六）皮肤黑色素和血红素测试系统（Mexameter，MX18）

该系统是基于光谱吸收的原理（RGB），通过测定特定波长的光照在人体皮肤上的反射量来确定皮肤中的黑色素和血红素的含量。仪器探头的发射器发出三种波长的光照射在皮肤表面，接收器测得皮肤反射的光，由于发射光的量是一定的，因此测出被皮肤吸收的光的量，可反映出皮肤黑色素和血红素的含量。

1.适用范围

（1）光老化皮肤、色素性疾病的定量测定。

（2）血管性疾病：毛细血管扩张、鲜红斑痣等临床分析的测定。

（3）紫外线照射后红斑量的测定。

（4）定位指标的数据分析。

（5）皮肤病临床基础研究。

2.皮肤黑色素和血红素测试系统的使用及安全管理

（1）保持恒定的环境调节，温度和相对湿度恒定，最佳条件：温度为20~28℃，湿度为40%~60%。

（2）测试仪的房间不能和其他大功率仪器尤其是射频仪器同时使用，开启时会干扰仪器正常运行或频繁出现死机现象。

（3）探头较敏感，插入时不要用力，防止损坏。

（4）在插上或拔下任何探头前，必须退出软件系统。

（5）妥善保存探头的光保护环，在使用时需要遮蔽周围光线。

（6）注意探头禁止在灯光和太阳光线直射下测量。

（7）被测试者避免运动、情绪激动，可让被测试者休息10~15分钟后再行测试。

（8）避开毛发的部位进行测试，测试时需剔除局部毛发。

（9）建议选择治疗区域内至少3~5个点位作为测量并取平均值。

（10）设备在强烈变化的空间条件下以及大量研究前使用时要做检查校准。

（11）校准前要佩戴校准帽。

（12）定期清洁消毒，使用75%乙醇擦拭，酒精不得进入探头内。

（13）发现探头有裂痕或损坏，及时联系维修并做好记录。

（七）皮肤油脂度测定（Sebumeter，SM 815）

皮肤及头皮的油脂测量基于国际公认的Sebumeter法。它是直接测量皮肤头发头皮的油脂分泌量。Sebumeter胶带和内含一种0.1mm厚的特殊消光胶带，测量面积为64mm^2，使用触发移动时测量端裸露从而测量皮肤及头皮油脂，有一个光电管测量透明度，测出油脂含量并做微处理器计算结果，显示屏上显示油脂值在1~350之间。

1.适用范围

（1）痤疮皮肤、脂溢性皮炎的溢油率。

（2）脂溢性脱发的油脂测定。

（3）油脂含量的定量测定。

（4）皮肤病学的基础研究。

（5）皮肤外用产品的功效。

2.皮肤油脂度测试仪的使用及安全管理

（1）保持恒定的环境调节，温度和相对湿度恒定，最佳条件：温度为20~28℃，湿度为40%~60%。

（2）测试仪的房间不能和其他大功率仪器尤其是射频仪器同时使用，开启时会干扰仪器正常运行或频繁出现死机现象。

（3）在插上或拔下任何探头前必须退出软件系统。

（4）探头较敏感，插入时不要用力，防止损坏。

（5）在安装和取下相应的探头前必须退出软件系统。

（6）妥善保存探头的光保护环，在使用时需要遮蔽周围光线。

（7）注意Sebumeter SM 815探头的使用和按压力度。

（8）选择测试区域每个点位的值都不同，如面部测试可以分U/T区域经行分别测试。

（9）探头敏感，避免光热辐射，热辐射时容易系统报错。

（10）Sebumeter胶带属于耗材产品，妥善保管。

（11）设备在大量研究前使用时要做检查校准。

（12）定期清洁消毒，使用75%乙醇擦拭Sebumeter胶带盒边缘。

（13）发现探头有裂痕或损坏，及时联系维修并做好记录。

五、皮肤成像系统VISIA仪器的使用及安全管理

VISIA皮肤检测仪运用先进的光学成像、RBX和软件科技，即时测出和分析表皮的斑点、毛孔、皱纹和皮肤纹理，以及由于紫外线照射而产生的皮下血管和色素性病变，如卟啉（油脂）、褐色斑、红斑等，并揭示了由它们而引起的如黄褐斑、痤疮、酒渣鼻和蜘蛛状静脉瘤等潜在危险，进而让皮肤科医师针对皮肤问题设计出最合适的治疗方案。

（一）适用范围

检测一切面部皮肤疾病与皮肤问题的皮损的成像比较。

（二）优势

（1）针对皮肤条件进行分组　针对相同年龄的皮肤类型来比较患者的皮肤特征。

（2）循环面部摄影　保证在规范的照明下图像在次点与内置确定位置之间能循环摄影。

（3）使用便捷的接口　VISIA感应接口使医务人员操作便捷。

（4）定性报告　为患者提供更加容易理解的定性分析报告，并包括治理皮肤疾患的建议。

（5）拥有Mirror医学成像软件　Mirror的优势在于反映出VISIA图像之外的更多问题。

（6）操作记录　保存顾客原始数据，利于观察预后提供依据。

（7）小型放大镜工具　针对特定皮肤的特征和瘢痕或凹陷情况拉近镜头和放大图像，直观性强。

（8）多种数据库选择　皮肤图像临床研究。

（9）图像输出　作为电子病例随时选择性导出并备案。

（三）VISIA仪器的使用及安全管理

（1）仪器环境温度及湿度恒定（温度为15~30℃，湿度为40%~60%），避免粉尘及烟雾等空气污染。

（2）VISIA仪器主要是一个软件功能的支持和外部摄像的设备，需要连接电脑，对电脑的存储空间和运行速度的要求较高。

（3）开机时，先开启电脑设备，稳定后再启动VISIA摄像仪器开关，顺序颠倒容易造成系统错误，长期如此会影响使用。

（4）作为临床资料时被拍摄者需要彻底洁肤后使用，皮肤图片分析才准确。

（5）VISIA仪器配备了遮光布，被拍摄者颈部以下的衣服需遮挡，避免反光，影响拍摄效果。

（6）VISIA仪器拍照仓内及下巴托和额头显高位置需每日清洁除尘，更换被测试者时用75%乙醇擦拭。

（7）摄像头的外屏需95%乙醇或无水乙醇定期清洁确保无痕，每周需维护1~2次。

（8）转动摄像时，力度均匀，轻推仪器，感觉到卡顿时即移动到位，防止用力过度造成系统滑轨损伤。

（9）拍摄过程防止机身和电脑的震动影响程序的运行。

（10）VISIA仪器数据根据临床应用情况，及时导出备案，防止系统内存占用太多，从而影响缓存速度。

（11）关机时先关闭电脑再关闭VISIA摄像室电源。

（12）关机后需用防尘罩遮盖，避免灰尘。

（13）定期进行检修和维护，并记录备案。

六、投影式红外血管成像仪的使用及安全管理

投影式红外血管成像仪是利用血管可视化技术，通过利用血液里的血红蛋白对红外光的吸收比其他组织强的原理，首先向皮肤表面投射特定波长的近红外光，由光敏元器件采集皮肤红外图像，在经过高新能图像处理芯片处理形成血管分布轮廓图，再由微投影技术将图像清晰地还原在皮肤表面，对于寻找患者可用的血管有着重要意义。血管可视化设备能对血管条件进行客观有效的评估，包括血管的粗细、曲直、长度、走向、分叉、深度检测、血流状态、血管是否有病变等。

1.血管可视化技术在医学中的应用范围

（1）输液前血管评估　增加留置针放置的持续时间。

（2）避免主观评估引起PICC导管置入的增多。

（3）避免血管损伤造成血管漏液、水肿、淤血、发炎、引发感染，导致血管条件变化的疾病（如糖尿病、高血压等）。

（4）反复静脉穿刺史/长期输液治疗史。

（5）患者皮肤存在穿刺困难差异，如肤色较深和毛发过多、瘢痕或文身、肥胖、体液不足、不同年龄血管差异（如新生儿和老年人）。

（6）临床静脉输液中血管评估，避免输液过程中对血管损伤程度的错误评判引起血管通路的破坏。

（7）红外线体表血管的检查。

（8）红外线乳腺检查。

2.优势

临床应用中，利用投影式红外血管成像仪解决了由于血管条件差或经验不足导致穿刺失败，提供了图像依据，为医务人员提供了解决方案。

3.投影式红外血管成像仪器的使用及安全管理

（1）机身小巧，使用时需安装在台式支架或立式支架上使用，注意轻拿轻放，卡槽对准后插入正确位置，避免损坏机身。

（2）不使用或收藏时，需要将仪器和支架分离，单独存放，检查电池电量及性能。

（3）负责输液或药疗的责任护士，每日检查性能并做好交接。

（4）检查仪器的开关机、指示灯、运行状态、电池仓及电池、投影窗的完好和支架的良好状态。

（5）收纳和保管需单独存放，避免机身和电池受潮，造成短路。

（6）非当班人员或临时急需借用时，需做好登记或事后补充签名、借用及归还时间。

（7）静脉穿刺操作时，投影窗投射的红色十字光标长条与血管吻合，进行血管深部探测。

（8）使用后断电情况下，可选用干棉片蘸取75%乙醇或0.1%苯扎溴铵液对机身进行擦拭。

（9）仪器投影窗需无水酒精擦拭待干使用，顺时针或单方向擦净避免反复摩擦镜头。

（10）长时间不使用本仪器，需将仪器充满电后妥善储存，若存放时间超过两个月，需进行再次充电，确保仪器功能正常。

（11）建立仪器质量管理登记本，记录日常维护责任人和日期时间，确保使用时设备处于完好状态。

（12）仪器故障时，及时联系厂家维修并做好记录备案。

（岳丹霞　王聪敏　卞薇薇）

第三节　科室仪器设备故障维修与管理制度

随着医疗卫生事业的迅速发展，医疗激光设备数量和种类不断增多，先进设备带来的技术和方法拓展了临床皮肤疾病诊治的深度和广度，但伴随着医疗设备带来的风险和安全问题也不断增加。为加强医疗设备质量控制与安全管理，根据《医疗器械临床使用安全管理规范（试行）》相关规定，按照医疗安全及临床管理制度要求，这有利于科室高耗材精密仪器的管理及维护。医疗设备的质量管理在保证医疗设备临床应用质量、确保患者安全、提高医院综合效益方面都有着重要的作用。

医学装备安全控制及风险管理的范围包括医疗装备资产的管理、新设备验收管理、在用医学设备管理、维修质量管理、医疗器械不良事件的管理，基于临床实际使用中出现的问题活动加以改进。

（1）科室仪器资产管理中的安全管理

①配合医院医工科做好医疗设备的入库、出库及报废管理，整理设备清单，确保资产数目相符。

②每年度配合医院医疗器械委员会及医学工程科做好医疗设备资产清查，确保账物相符，为安全管理及风险控制提供基础信息，以实现全面监管。

（2）设备采购验收的安全控制

①医疗设备管理委员会和医学工程设备科设备管理负责人在收到设备采购计划后应参考医疗设备评估报告进行充分论证，对风险较大设备不予考虑或慎重选择。

②医疗设备验收时应对设备进行检测，产品验收合格后对设备进行终身制监管。经检测不合格产品通知厂家进行更换或退回原厂。

③设备正式投入使用前，科室应对操作人员进行基本操作培训，培训合格后在医疗设备安装验收单上由科室负责人签字确认后方可操作。

（3）医疗设备临床应用风险评估　对大型激光如操作平台等大型激光类的设备，实施重点监控；光电辐射类：根据使用情况进行风险评估、安全监测、专人定期检查，分析数据并总结评估定期报告，根据评估报告内容可持续改进。

（4）维修与计量安全控制

①仪器设备厂家或工程技术人员在维修医疗设备后（包括送厂家维修后返回的医疗设备）应进行相关的性能检测，电源、配件、标识等安全排查，并在设备维修记录中，明确注明检测内容及检测人和日期，详细记录故障现象发生的原因、维修过程及修复情况，以便追查故障原因进行风险控制。

②可设专人专管、仪器资料和相关说明书定点定位放置，仪器名称清晰、定期组织相关人员学习。

③每年应对科室仪器设备情况进行总结，并持续改进。

（5）医疗安全（不良）事件报告管理

①科室成立医疗器械临床使用安全管理小组，负责对医疗安全（不良）事件报

告制度的实行情况进行监督与管理。

②针对医疗器械不良事件及安全事件，医疗设备使用科室应本着可疑必报的原则，报告收缴后保存原始记录备查.

③收到安全（不良）事件报告后，积极报告科室领导或部门负责人，可组织人员进行分析、评估，确定安全等级并反馈上级部门。

④定期交班汇报情况，年度进行分析总结，并制定改进措施。

（6）科室应当建立评估、反馈及持续改进机制。

（7）专人对培训记录、预防性维修、医疗设备不良事件、科室计量管理及维修数据进行分析记录和评估，所有记录及数据可作为下个周期质量管理的主要依据，并及时归档。

（8）定期定时针对激光仪器发生的质量信息数据作出原因分析，并加强科室内部的持续改进。

（9）《医疗器械监督管理条例》第三十六条规定，医疗器械使用单位对需要定期检查、检验、校准、保养、维护的医疗器械应当按照产品说明书经行检查、检验、校准、保养、维护并予以记录，及时经行分析、评估，确保医疗器械处于安全良好状态，保障使用质量；对使用期限长的大型医疗器械，应当逐个建立使用档案，记录其使用、维护、转让、报废及实际使用时间等事项。

（10）记录保存期限不得少于医疗器械规定使用期限终止后5年。

（岳丹霞）

第四节　皮肤激光仪器资料及档案管理制度

设备档案资料是设备制造、使用、管理、维修的重要依据，为保证设备维修工作质量、使设备处于良好的技术状态，提高使用和维修的水平，充分发挥设备档案资料为日常设备管、修、用、服务的职能，特根据本医疗环境的安全及管理制定出可行的相关管理制度。

一、管理职责

（1）设备档案资料对科室的资产管理起着至关重要的作用，由专人负责做好资料来源的组织工作；归集记录工作；资料加工分析工作；归档工作；资料使用过程的管理登记工作。

（2）设备的档案资料统一存放于科室的档案柜中，除医工科可保留所有仪器设备资料原件外，科室可保留常用仪器设备资料复印件。凡是需用资料的部门均应到科室设备档案柜借用，并需要登记手续。

二、仪器资料释意与说明

（1）关于仪器设备的资料是指从设备的设计、制造（购置）、安装、使用流程、维修、升级直至报废等全过程中形成并经过整理归档保存原件、图册、文字说明或影像资料。

（2）仪器设备的公司（代理公司）介绍、资质及背景资料。

（3）原制造厂家（进口）的技术检验文件、合格证、技术说明书、装箱单等。

（4）仪器设备安装验收说明书。

（5）设备附件及配件、清单。

（6）仪器设备结构及易损件、主要配件图纸指南。

（7）仪器设备操作规程（使用职责、主要技术条件、操作程序、维护保养要点、安装环境说明、电源配置情况、技术维护联系方式等）。

三、资料保管

（1）所有仪器设备资料需清点、编号，标签清晰，位置固定，设备名称明确并做到归档、归还准确无误。

（2）厂家需要作出修改时由管理部门负责人签名（盖章）批准，注明修改时间。

（3）更换维护厂家需要审核资质后登记管理。

（4）做好日常维护记录、维修记录、报废记录，可使用电子版记录，定期打印备份保存。

四、资料借阅规定

（1）按照借阅登记表填写设备名称、型号、张数、借阅时间、借阅期限等。

（2）借阅人和归还人需要签字和注明时间。

（3）资料借阅时由科室负责资料管理的人员批准后方可借阅。

（4）非本科室人员不得借阅设备档案资料。

（岳丹霞　李　娜）

第五节　激光仪器设备维护及医务人员安全管理

皮肤激光美容仪器设备作为现阶段临床各种皮肤病、皮肤问题处理的有效治疗手段，已经成为皮肤专业领域必要的引进设备。不同的激光设备及波长对生物组织有不同的功效，随着人们对皮肤病治疗及皮肤美容领域的更高追求和提升，激光技术在医疗领域的应用不断增加。现阶段更多的皮肤激光仪器的应用是以公立医院皮肤科专业的医疗机构为引领，所以使用激光仪器的医院和科室，必须掌握激光仪器的基本维护和仪器设备各组件功能要求，以及设备的潜在安全性能，并为我们皮肤科医务工作人员在安全使用过程中提供专业保障。

一、设备的安全及危险特性

和任何电器设备一样，使用激光治疗时也存在一定的潜在危险，因此医务工作者在调试和使用激光仪器前应意识到下列一些危险因素的存在。

1.光学危险

激光治疗仪器发出强烈的可见光及不可见光束，在直接或间接光照射下，可引起对眼睛的严重伤害，所以在进入操作之前，操作者、助手、患者均需佩戴仪器指定的防护镜。

（1）即使已佩戴防护镜的情况下也绝不可直接看探头、光纤及光纤孔。

（2）治疗室应有激光警告标志，以免治疗中有人意外闯入。

（3）限制进入治疗室的人员，只有在治疗中作为助手以及经过使用设备方面培训的人员方可进入。

（4）遮盖治疗室的所有窗口及开口，以免激光光线意外泄漏。

（5）激活后的激光只指向要治疗的部位。

（6）治疗中应安排一人专门负责控制激光治疗仪。

（7）遮盖那些会使激光束偏离治疗区域的反光物，例如珠宝、镜子。

（8）激光治疗仪不用时应置于"待机"模式，在待机模式下，不会意外激活激光束。

（9）对所有工作人员在紧急情况下如何关闭激光治疗仪器进行培训。

（10）激光治疗仪不用时，应把启动激光治疗仪器的钥匙放在治疗室外一个安全的固定位置。

2.电气危险

激光治疗仪使用潜在的致命的电气部件，因此除非已专业培训和被授权，不得打开保护盖和保护装置。

3.热水危险

激光治疗仪使用热水系统来使激光介质维持合适的操作温度，该水温度较高容易引起烫伤，待水冷却后再更换消离子过滤器或加消离子水或蒸馏水。

4.激光诱发火灾危险

当激光束照到外部物体表面时，无论该表面是皮肤、毛发、衣物或任何可燃性物质，物体便吸收激光能量而使表面温度升高，操作者应采取下列预防措施以防止激光诱发火灾：用于为麻醉、皮肤术前体表消毒、器械清洁消毒的所有物品都必须是非易燃物；使用氧气时必须特别小心，因为氧气能加速火势扩散并增强火势发展；尽量减少治疗室内使用的易燃、可燃物，如果治疗中必须使用易燃、可燃物如纱布，应先把纱布棉片浸湿后使用；治疗室内应始终配备小型灭火器和洗手池等。

5.电磁兼容性危险

严格遵照激光仪器出产厂家的要求，做好供电安装。不可替代，不可简易操作。防止引起不必要的安全隐患和大规模的灾害或财产损失。

6.电气要求

大部分激光仪器设备的电气要求需具备220VAC，单相，120VAC，16Amps，50~60Hz，插头符合NEMA L6-20P的标准。电源插座必须距设备约5m以内。射频的电气条件系统单独AC220V、50Hz的单相线路电源，插座与治疗仪器距离1.5m以内不可和其他设备共用电源线。不得与其他高功耗设备如空调及电梯等共用一条电源线，最理想的是激光治疗仪应使用独立断路器的独立供电线路。有特殊需要时仪器设备安装的工程师会根据特殊情况提出要求。安装科室和医院医学工程科均需严格执行。

二、仪器安置环境要求

按照下列环境要求有助于激光仪器的保养及治疗环境的维护。

（1）暖空气对制冷设备有负面影响。

（2）大部分热量由激光治疗仪后面散出，如果激光治疗仪和其他制冷设备一起使用，应使制冷设备要远离激光治疗仪的后面，确保激光治疗仪散出的热空气也远离制冷设备，所以空间上要留足，防止交叉影响。

（3）保持空气不含诸如酸、盐等腐蚀性物质，因它们可能损伤电线以及光学器件的表面。

（4）尽量减少灰尘及毛发颗粒物的释放，在单独的房间内对患者除毛，灰尘及毛发颗粒能引起光学部件的永久性损坏。

（5）保持激光室内温度在15~25℃之间，相对湿度在40%~60%之间。

（6）不要把激光治疗仪置于热风口或其他温度变化源附近。

三、激光仪器设备的搬动、运输和贮存

搬动、运输、贮存时，保障激光系统遵循的要求如下所述。

（1）安放激光治疗仪器，尽量避免冲击及振动，不能跌倒。

（2）存放激光治疗仪的地方空气内尽量含有少的灰尘、污染的颗粒物；不应含酸、盐等腐蚀性物质。

（3）用适合的工具搬抬设备，联系仪器厂家安排指定服务。

（4）当贮存及运输的温度低于4℃时，必须排尽激光治疗仪冷却系统的冷却液。

四、仪器设备的保养和故障排除

（1）使用软布清洁仪器机身。

（2）如有需要请于断电后使用医用酒精或含氯消毒剂对外部件进行消毒，不可浸入机身内部。

（3）使用真空清洁剂清洁面板上或后方的风扇网，每周清洁一次。

（4）治疗头和手具、护目镜、光学保护镜、滤光片、精密配件均需使用95%以上的无水乙醇擦拭，确保不留痕迹。

（5）仪器不能直接暴露在阳光下、潮湿环境、烟雾环境和空调机箱附近。3~6个月检修一次，请联系厂家授权的专业人员明确常见故障和报错的原因，及时排查。

五、仪器设备报废处理

遵照国家医疗设备相关法规条例规定，除指定/特定场所外的任何地方不得放置处理任何医疗设备及医疗相关的激光仪器设备；并按照相关条例，医院制定了对报废仪器处理的相关办法，即实施逐级申报报废仪器的处理；先由科室负责人申请，报医院医学工程科，由医疗器械委员会审批通过后，将废弃的医疗激光仪器交给医疗工程科做报废安全处理。

（岳丹霞）

第十二章　皮肤美容科病历档案管理

第一节　病历档案管理的重要性、意义和要求

病历档案是指医务人员在医疗活动中形成的文字、图像、图表、影像、切片等资料的总和，是医务人员通过门诊、查体、辅助检查、诊断、治疗、护理等医疗活动获得有关资料并进行归纳、分析、整理形成的医疗活动记录，是最原始、最真实的个人健康档案。随着新的《医疗事故处理条例》正式实施，作为处理医疗纠纷的直接书面证据，病历档案被提到更加重要的地位。

一、病历档案的重要性

病历档案是医院独有的档案资料，早期仅是医务工作者对自己从业过程中积累经验的简单记录，随着社会的发展、医学的进步，医疗已不是简简单单的个人行为，病历也发挥出越来越重要的作用。它既是医学发展的宝贵信息资源，也是医疗保险理赔的重要依据，同时也是医疗纠纷与医疗事故鉴定的司法证据。

1.病历档案是医疗科研的"信息库"

病历档案是医务人员对患者生病入院后从检查、诊断、治疗直至痊愈出院或死亡的全部过程的真实记录，反映着每个历史时期对一种疾病的认知。它既检验着医疗知识的正确与否，又是医学创新的详实记录，为医疗、教学、科研提供着重要的信息资源。医学研究人员可以通过对既往病历的综合分析，总结疾病的发病特点，做出明确诊断，同时找出临床有效治疗方法，减少并发症与后遗症的发生，提高医疗水平，创新诊疗技术，推动药物更新，促进医学进步。

2.病历档案是实施医疗保险的重要依据

医疗保险制度体现着一个国家的现代化进程。医疗保险的机制就是投保人缴纳一定金额的保险金到保险公司组成基金库，当投保人发生投保疾病产生医疗费用时，医疗费用部分或全部由保险公司承担，这样可以减少投保人的经济损失，使风险共担，保证患者看得起病。但是怎样界定投保人所患疾病是否在投保范围，报销比例是多少，所有的检查与所使用的药品是否属于报销范畴等都需要病历为其提供依据，因此可以说现代医疗保险公司的每一项业务都离不开病历档案。

3.病历档案是司法鉴定的有力保障

病历档案作为一种特殊的法定文件，可以为司法工作提供科学的鉴定依据。病

历档案记录着疾病发生与检查治疗的全过程，既记载着患者的现在，也记录着患者的过往健康史。当发生医疗事故、医患纠纷、刑事伤害、工伤致残等案件时，病历档案为司法机关提供具有法律效应的铁证，是解决纠纷进行司法仲裁的权威性文件，司法机关只借鉴病历档案内容，也只相信病历档案。因此，可以说病历档案是维护当事人合法权益的最有力保障。

二、病历档案管理的意义和要求

1.病历档案管理的意义

病历档案的重要性越来越为人们所熟知，使用病历档案的领域越来越广泛，小至人们自身的健康档案，大至医疗保险、司法审判、伤残鉴定等。病历档案在社会生活中发挥着越来越大的作用；同样，病历档案对医院的生存和发展也至关重要。病历档案管理是医院管理的一部分，体现着一个医院的管理水平。病历档案检查已成为医院等级评审及等级复审的重要内容，是医疗系统自身评价的一个指标，是判定一家医院医疗、护理水平的依据。

2.病历档案的管理要求

（1）必须真实、客观、准确，不能凭想象主观臆断。

（2）必须由具有专业医学资质的人员书写。

（3）必须由患者的经治医师本人或直接参与患者检查、治疗活动的医师书写。

（4）病历档案的完成必须遵守一定的时间限制，即按照《病历书写基本规范》的要求在规定时间内完成。

（5）患者的病情、病史、特殊检查、特殊治疗等必须向患者本人告知，由本人确认并签字，如果患者不具备完全民事行为能力或为抢救患者、保护患者，可以与患者的近亲属或法定代理人签订授权协议，向授权人交待病情，由其确认签字。

（6）病历档案不得随意涂抹，必须修改时要按《病历书写基本规范》有关要求进行。

（王聪敏　龚丽娟　王宇佳）

第二节　皮肤美容科门诊病历档案管理

对接受治疗的患者（求美者）进行个人资料的收集并建立个人档案。科室配备专职护士负责档案管理，每日负责为患者/求美者照相、协助管理病历。医师负责承担患者（求美者）的就诊工作，制定治疗方案及计划，发放健康教育处方，并指导患者（求美者）填写病历。

一、个人档案的内容

患者（求美者）个人档案分为纸质病历、电子病历、照片资料三个方面的内容。

1.纸质病历

纸质病历包括患者（求美者）姓名、地址、联系电话、皮肤状态、主诉、皮肤科检查、治疗前谈话、注意事项、患者签字、医师签字、治疗方案、治疗表格（包括治疗日期、次数、参数、疗效、收费、医师及治疗者签字）、粘贴照片处、回访记录等内容。

2.电子病历

准备一套病案管理系统，每位患者（求美者）都有一份与纸质病历相对应的电子病历。设有病案查找系统，输入患者（求美者）的姓名、汉语拼音、病案号均能查找到求美者的就诊资料。

3.照片资料

每位患者（求美者）每次治疗前皮损处均需照相，电脑里有每位患者（求美者）的图像资料文件夹，输入患者（求美者）的病案号就能找到其照片，便于医师及患者（求美者）查看治疗前后的疗效对比。

二、个人档案的建立及使用

1.个人档案建立的方法

将接受治疗的患者（求美者）按病种进行分类，每病种按该病名的第一个字的汉语拼音首个字母进行流水编号，如鲜红斑痣第一个患者为X1，第二个为X2，后面的求美者以此类推；同样，如太田痣患者为T1，T2等编号写在纸病历的右上角，每种病历满30份存放一个文件盒，文件盒的侧面打上病历的起止号码，按顺序放置病历架上。照相护士同时把编号也写在患者（求美者）的门诊病历上，并让其熟记其病案号。患者（求美者）复诊的时候，导医护士看到门诊病历上的编号就能找到其激光或整形美容治疗病历。如果患者/求美者忘记带门诊病历或忘记其编号，导医也可通过病案管理系统很快查到其病案号，以方便就诊。每日于治疗结束后，由档案管理员将当日的病历分类归档，将门诊病案按序号准确放置专门的档案柜并上锁，保证安全以防丢失。

2.档案使用方法

患者（求美者）病历中的姓名、性别、年龄、地址、联系电话等内容由其本人填写。皮肤状态、主诉、皮肤科检查、治疗方案等由医师填写，术前谈话由医师交待，并签署知情同意书。治疗前后注意事项、健康教育等内容由护士交待。如激光美容治疗的求美者，医师应在记录表中填写日期、治疗的次数、波长、脉宽、能量、疗效、收费等项目，并签名。治疗者一栏由操作者签名，操作者无论是医师还是护士都严格执行接诊医师的医嘱。治疗过程中如有不良反应要及时报告医师并作记录。患者（求美者）复诊时仍需常规照相，接诊医师要记录疗效和有无副反应。

3.个人档案与电话回访、健康教育相结合

为加强医患沟通以及指导患者术后心理、生理恢复，消除隐患，护士需按患者病历中留下的联系方式定期电话回访。了解患者术后的生理、心理的变化，及时解答患者的疑问，指导护理方法，提醒患者治疗复诊的时间，并做好回访记录。对于电话咨询不能解决，需当面指导检查的，帮助其预约医师复诊。

门诊病案是门诊诊疗工作的真实记载，真实反映了激光整形美容医疗机构的医疗质量、医疗特色和科室管理水平。标准化激光整形美容门诊病案管理，可确保患者治疗与健康教育的连续性，也是患者在复诊时给医师提供信息参考。通过对皮肤美容科就诊者建立门诊病案管理，使专职护士能够全面掌握每位患者的情况和问题，更好地做好健康教育和回访工作，这就要求护士必须具备系统的激光整形美容专业知识、心理护理知识、法律知识和人文关怀素质，以取得患者的尊敬与信任。

三、皮肤美容科病历档案建立流程

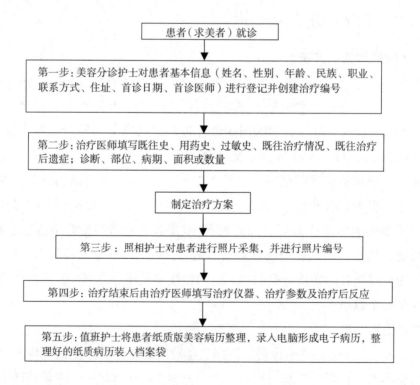

患者（求美者）就诊

第一步：美容分诊护士对患者基本信息（姓名、性别、年龄、民族、职业、联系方式、住址、首诊日期、首诊医师）进行登记并创建治疗编号

第二步：治疗医师填写既往史、用药史、过敏史、既往治疗情况、既往治疗后遗症；诊断、部位、病期、面积或数量

制定治疗方案

第三步：照相护士对患者进行照片采集，并进行照片编号

第四步：治疗结束后由治疗医师填写治疗仪器、治疗参数及治疗后反应

第五步：值班护士将患者纸质版美容病历整理，录入电脑形成电子病历，整理好的纸质病历装入档案袋

患者基本信息登记表，见表13-1。

表13-1　患者基本信息登记表

姓名：　　　　　性别：　　　　　年龄：　　　　　　民族：

职业：　　　　　联系方式：

通讯地址：

既往疾病：（√或×）：

　　糖尿病□　　　高血压□　　　心脑血管疾病□　　　凝血异常□

　　自身免疫病□　　精神病□　　怀孕或哺乳□　　　瘢痕体质□

　　近期有晒黑或晒伤史□

使用药物：

　　口服药物□

　　外用药物□

药物过敏史：

　　无□

　　有□

既往治疗情况：

既往治疗后遗症：

本人保证以下个人信息完全属实且无任何隐瞒！

患者签字：

家属签字：　　　　　　　与患者关系：　　　　　日期：

诊断：　　　　　　　　部位：

病期：　　　　　　　　面积或数量：

患者治疗记录表，见表13-2。

表13-2　患者治疗记录表

治疗次数	时间	照片号	激光仪器	治疗参数	治疗后反应	医师签名	备注

（王聪敏　申　琳　李　珊）

附　录

附录一　皮肤美容病历书写规范

一、皮肤美容病历书写要求

病历是医务人员在医疗活动中形成的各种记录资料的总和，是医院医疗质量和管理水平的综合反映，病历作为医院珍贵的信息资料为临床教学、科研等工作提供依据，并具有法律效力。各级医院必须高度重视病历书写，切实加强对病历书写工作的标准化和规范化管理。一份病历的好坏直接反映医院的整体医疗质量和专业技术，更反映一个医师最基本的专业知识和医疗水平。

（1）门（急）诊病历内容包括门诊病历首页（门诊手册封面）、病历记录、化验单（检验报告）、医学影像检查资料等。

（2）门（急）诊病历首页内容应当包括患者姓名、性别、出生年月、民族、婚姻状况、职业、工作单位、住址、药物过敏史等项目。

（3）门（急）诊病历记录分为初诊病历记录和复诊病历记录。初诊病历书写内容应当包括就诊时间、科别、主诉、现病史、既往史、阳性体征、必要的阴性体征和辅助检查结果、诊断及治疗意见和医师签名等。

复诊病历记录书写内容应当包括复诊时间、科别、主诉、病史、必要的体格检查和辅助检查结果、诊断、治疗处理意见和医师签名等。

急诊病历书写就诊时间应当具体到分钟。

（4）门（急）诊病历记录应当由接诊医师在患者就诊时及时完成。

（5）抢救危重患者时，应当书写抢救记录。对收入急诊观察室的患者，应当书写留观期间的观察记录。

二、皮肤美容病历书写格式

皮肤美容治疗病历首页

姓名_____ 性别　　年龄　　　　病案号/门诊号　　　　初诊日期

民族　　籍贯　　　婚姻　　　文化程度　　　　职业

家庭地址　　　　　　　　　　　　联系电话

诊断

病程

部位　　　　　　　　　　　颜色

皮损近来是否活动：□否　□是　皮损活动情况

增生情况：□无　□有　增生情况

既往是否有其他疾病：□否　□是　疾病史

瘢痕情况：□无　□有

手术史及精神创伤史：□否　□有

皮肤外伤史：□无　□有　皮肤外伤

既往本病的治疗史

家族中有无类似疾病患者：□无　□有

药物过敏史　　　　　　　　　　食物过敏史

光敏史

是否服用以下药物：维A酸类　四环素类　抗凝血类　解热镇痛类

其他药物

其他情况

患者签名　　　　　　　　　医师签名

签名日期：　　年　　月　　日　　　签名日期：　　年　　月　　　日

皮肤美容治疗病历记录（一）

姓名：　　　　性别：　　　年龄：　　　　病案号/门诊号：

皮肤美容治疗病历记录（二）

姓名：　　　　性别：　　　年龄：　　　病案号/门诊号：

日期	波长	能量	脉宽	频率	光斑大小	医师签名	治疗师签名	收费	备注	患者签名

附录二　皮肤美容相关护理工作制度

一、病区管理制度

（1）病房在科主任领导下，护士长负责管理，并与科室医护人员共同做好病区管理工作。

（2）病房环境舒适，温、湿度适宜，保持病房安静、整洁、安全，工作人员做到走路轻、关门轻、说话轻、操作轻。保持病室卫生整洁，监督保洁公司人员每日进行卫生清理，按时开窗通风和病室消毒，护理人员按照工作程序每日整理床单位。床单位及时给予终末消毒。

（3）护理人员必须按要求着装，佩戴胸卡上岗。对新入院患者做到"六个一"，（即一声热情的问候、倒好第一杯水、做一次详细的入院介绍、认真测量第一次生命体征、协助定好第一餐、一张护理需求卡）。

（4）治疗期间启用门禁系统，按时清理探视人员，加强病区管理，保障病区安全。

（5）医疗垃圾和生活垃圾严格分类放置，及时回收并认真完成交接登记。

（6）加强重点护理环节的管理，做好警示说明。如悬挂防滑倒、防跌倒、防坠床、防外渗等各种安全警示标识。

（7）保持安全通道畅通，严禁杂物堆积。安全通道两把钥匙按照规定由责任护士随身佩戴一把，另一把放在护士站固定位置备用并交接。

（8）根据《病室管理规范》，各个工作间物品按标准要求分类、规范放置，管理有序，专人管理，建立账目，定期清点和维护，使用后登记，故障及时报修。如有遗失及时查明原因，按规定处理。

（9）及时对患者进行健康宣教，定期召开患者座谈会，征求意见和满意度调查并记录。督促患者遵守住院规定。

二、护理值班、交接班管理制度

（1）单独值班人员应当为注册护士；新来院护士和进修护士经培训、临床带教、考核合格后，由总护士长报护理部进行资质审批，审核合格者方可单独值班。未取得执业证书的护士不得单独值班。

（2）各病区24小时均设值班人员。值班人员必须坚守岗位，履行职责，认真填写值班记录，夜间和节假日应设听班人员。

（3）未经交接班，值班人员不得擅自离开岗位，以确保诊疗、护理工作不间断。

（4）值班人员应当按时巡视患者，掌握病情，发现病情变化及时向值班医师报告。

（5）值班人员应当按职责完成新入院或急诊患者的收容及处置工作。

（6）值班人员应当按时完成各项治疗护理工作，认真执行查对制度，防止差错、事故，并负有指导实习、进修护士和新护士工作及进行病区管理的责任。

（7）值班人员应当负责病室及探视、陪伴人员的管理，督促探视人员按时离院，遇有可疑人要及时询问，遇有重要或异常情况应当及时向上级报告。

（8）节假日值班人员上午不得少于3人，下午不得少于2人，如病区患者人数少于一半时，可安排2人值班；听班人员应当与病区保持有效联系，遇到突发情况应当及时到位。

（9）正常工作日时间，病区每日早8：00集体交接班，全体护理人员参加。其他时间的交班由当班护士负责，并与接班人员按照程序认真交接。

（10）交班前，值班护士应当完成各种护理记录，检查各项工作完成情况，防止错误或遗漏。

（11）交班顺序依次为：护士交班报告、医嘱本、小交班本内容以及特殊情况及有关注意事项，床旁交接患者，与责任护士交接液体和用药情况。

（12）床旁交接的内容是：新入院、正在输液的患者以及其他特殊情况患者；主要交接患者的病情、治疗、护理、皮肤、液体输入、医嘱执行及新入患者的一般情况。

（13）接班人员应当做好接班前准备：着装整齐，仪表端庄，精神饱满。

（14）接班人员应当认真听取交班人员所交的各项情况；随同交班人员一起到床头接班，查看患者。对交接内容有疑问的应当主动提出，需要时双方共同研究解决办法。

（15）当面查对、清点毒麻药和有关物品、器材，及时登记并签名。

（16）接班人员接班后，应当对职责范围内的一切护理问题负责。

三、责任制整体护理管理制度

（1）病区护士长按照责任制护理模式进行排班，责任护士应当负责分管患者从入院到出院全程、连续的护理。

（2）病区有责任制护理工作具体实施方案，明确责任护士职责和工作内容，护士长负责组织对护士优质护理及责任制护理相关内容、方法的培训。

（3）护士长按照责任护士的资质及工作能力合理分配患者，每名护士分管患者数最多不超过8人。

（4）责任护士负责对患者进行入院评估和住院期间的再评估，并依据评估结果为患者实施身心整体护理以及康复指导。

（5）病区公示基础护理服务项目，责任护士按公示内容和基础护理服务规范为患者提供相应的基础护理服务。

（6）病区有专科疾病护理规范，责任护士按照规范落实专科护理措施。

（7）各级管理部门定期对责任制护理开展情况进行检查督导，对存在问题提出整改措施，追踪改进。

四、护理查对制度

（1）在有创诊疗、用药等关键流程中，均有对患者身份识别的具体措施，应至少使用两种患者身份识别方法，禁止以房间号或床号作为识别依据。

（2）护理人员在核对患者姓名时，请患者自己说出姓名；婴儿、语言障碍等无法沟通的患者请陪同家属说出患者姓名。

（3）应用条码身份腕带的病区，在患者入院时经认真核对身份后为其佩戴正确的身份腕带，并告知腕带的重要性，避免随意取下；进行操作时需通过扫描腕带来核对患者身份。

（4）护理人员在执行用药医嘱时要严格执行三查七对：操作前、操作中、操作后查，对患者姓名、住院号、药名、剂量、浓度、时间、用法，并经第二人核对后方可执行。

（5）清点药品时和使用药品前要检查药品质量，是否有变质、浑浊、沉淀、絮状物等，瓶口有无松动、裂缝，查看药品标签、失效期和批号，如不符合要求，不得使用。

（6）给药前，注意询问患者有无过敏史；使用毒、麻、限、剧、精神药物时要经过反复核对；同时使用多种药物时，应注意配伍禁忌。

（7）麻醉前、手术前、手术后手术医师、麻醉医师及巡回护士对照《手术安全核对表》内容逐项核对，共同签字；需在术前与缝合前清点敷料、器械等各种手术用物，术毕再次清点以上物品。

五、各项护理操作前的告知制度

（1）执行各项护理操作前，应尊重患者知情权，认真履行告知义务。评估患者意识状况、文化程度及沟通能力，用适宜的方式和通俗易懂的语言告诉患者和（或）家属护理操作的必要性。

（2）通过口头解释或图片形式告诉患者和（或）家属该项护理操作的流程、注意事项及可能由此带来的不适，取得患者的配合。

（3）操作中应耐心、细心、诚心地对待患者，使用文明用语，避免训斥或命令患者，动作轻柔，尽可能地减轻操作带来的不适。注意保护患者隐私。

（4）无论何种原因导致操作失败时应及时道歉，争取患者的理解和原谅。

六、病区药品管理制度

（1）病区应当根据医疗需要储备适量的基数药品，以备急用，定期补充。

（2）病区使用药品应当根据医嘱，严格执行查对制度，发现药品变色、发霉、浑浊、过期或标识不清等不得使用。

（3）病区存放的药品应当按口服、注射、外用等不同浓度及剂型分类放置，并按失效期先后排列，瓶签按药典规定书写，字迹清楚；特殊药品应当按规定储藏条件保存与使用；药品存放处应当保持清洁卫生，室温控制在25℃以内；病区存放药品的冰箱不得用来存放医务人员私人物品和患者食品等。

（4）病区一般不存放高警示药品，如必须存放则应当设专门放置区域，并有明显标识；对毒、麻药品的管理应做到标签清楚，专人管理，放在保险柜内加锁保管，做到班班清点交接，逐日消耗登记，用后药品空安瓿应当保留，凭空安瓿和主治医师以上人员开具的红色处方领取补充。

（5）护士离开治疗室或药疗室等存放药品的房间且护士站无人时应做到随手锁门。

七、消毒、隔离制度

（1）医护人员应掌握标准防护要求，进入无菌区或执行无菌操作时，按规定着装、洗手、戴口罩。

（2）病区感染控制联络护士职责明确，负责对病区医务人员进行感染控制相关知识培训，督导检查相关措施的落实。

（3）严格执行手卫生相关规定；严格执行消毒、隔离制度及无菌技术操作规程，进行抽血、输液操作时，应保证一人一巾一带。

（4）严格落实再生医疗器械消毒管理措施，一次性物品一次性使用。

（5）无菌物品应专柜储存，与待消毒物品分区放置，标识明确；灭菌物品需注明消毒日期和有效期；过期、失效物品应及时取出并重新消毒或更换。

（6）患有肝炎、活动期结核及其他传染性疾病的护理人员不宜从事临床护理工作，待恢复正常后方可重新工作。

（7）需保护性隔离的患者，应优先做治疗护理工作；对实行隔离的患者，后做治疗护理工作。

（8）病区垃圾分类管理规范，不得混放；各种医疗垃圾桶标识明确；医疗锐器处理规范。

（9）患者出院后对床单位进行终末消毒，对特殊感染患者床单位应给予消毒或更换。

八、护士职业暴露防护制度

（1）医务人员发生职业暴露（在院内从事规范的诊断、治疗、护理、检验等工作过程中，意外受到病原体或含有病原体的污染物的沾染、损伤、意外吸入等）后应当按报告程序及时上报。

（2）为特殊传染患者做治疗护理之前，接触患者血液、体液和污染的物品时应当戴手套。

（3）在进行侵袭性（有创性）护理操作时，严格按操作规程进行操作，使用后的锐器必须直接放入锐器盒内；禁止用手直接接触使用后的医疗锐器。

（4）体温计破碎后，应当按要求正确处置，防止汞污染。

九、护理纠纷管理制度

（1）当发生医疗护理纠纷或事故后，护理人员应在积极参与抢救的同时，及时向科主任、护士长汇报。

（2）科室应与患者及家属加强沟通，积极协调解决纠纷，无效情况下应向医患办公室或医务部、护理部汇报（如情节严重应及时向院领导汇报）。

（3）如发生医疗护理事故，应立即向医务部和护理部汇报。

（4）当出现纠纷和医疗争议，患者及家属要求封存病历时，病房要保管好病历，以免丢失。

（5）检查好护理记录单、医嘱单是否完整，包括医师的口头医嘱是否及时记录。

（6）完善护理记录，要求护理记录完整、准确、及时；护理记录内容全面，与医疗记录一致，如病情变化时间、疾病诊断等。

十、护理安全评估及不良事件报告制度

（1）新入院患者由责任护士负责对其进行护理风险筛查和安全评估，评估结果记录在护理记录中。

（2）对于经过筛查和评估存在跌倒、坠床等风险的患者，应当在患者床头设置相应的安全警示标识，告知患者或家属存在的风险和防范措施，制定并采取相应的护理预防措施，依据风险变化情况，及时调整护理措施。

（3）治疗护理过程中严格落实查对制度。对患者住院期间发生的护理安全问题，如护理差错或事故、跌倒、坠床及其他护理不良事件等，病区应主动、及时填写《护理不良事件报告表》或通过网络系统上报。护理部酌情对发生的不良事件应当及时组织护理质量管理委员会讨论、分析，研究改进措施。

（4）鼓励病区护理人员主动报告不良事件，发生的问题不与科室绩效管理挂钩；对于故意隐瞒不报者按照目标考评给予扣分。

（5）护士长应当定期组织护理安全隐患分析，及时发现患者、住院环境、设施等方面存在的安全隐患，讨论制定安全防范措施。各病区应当制定专科应急事件处理预案并组织培训。

十一、健康教育制度

健康教育是一项科普工作，通过健康教育，使广大群众增加卫生知识，有利于防病和治病。各病房、科室及门诊定期以各种形式（展板、宣传册、录像等）向患者及家属进行健康教育并使之形成制度，认真落实。健康教育内容和形式有以下几种。

（一）住院患者健康教育

1.入院教育

（1）介绍医院规章制度：包括查房时间、探视时间、患者住院管理制度、陪护管理制

度、膳食制度。

（2）介绍病区环境：卫生间、洗浴室及各工作间的位置，作息时间、门禁系统使用、卫生间使用、贵重物品的保管、标本留取、开水间，防滑、防跌倒、防烫伤等安全注意事项。

（3）病室宣教：病室内禁止吸烟、禁止使用明火、禁止使用外接电源，床头呼叫器使用、床档的使用，住院期间患者不能擅自外出等，特殊情况需要外出应写请假条，经医师批准并在请假条上签字后方可离开。护士妥善保管请假条，严格交接班并在病室报告中请假一栏记录，患者应按照规定时间返回，无故不返回者，护士应立即报告经治医师，必要时报医务部值班室。

（4）介绍科室主任、护士长、主管医师和责任护士。

2.相关疾病知识宣教

3.相关治疗知识宣教

4.术前宣教

5.术后指导

6.出院健康指导及随访

（1）一般指导（休养环境、良好心态、适当锻炼、营养饮食、伤口观察及就诊、复查时间、出院带药等）。

（2）专科疾病知识指导。

（二）门诊患者健康教育

（1）个别指导　内容包括一般卫生知识如个人卫生、饮食卫生及常见的皮肤知识，简单的急救知识等。可在护理患者时，结合病情、家庭情况和生活条件做具体指导。

（2）集体讲解　门诊利用患者候诊时间进行集体讲解，还可结合示范，配合宣传栏、宣传册、图片、幻灯、视频、模型等图文并茂的形式以加深印象，以便更好理解和掌握。

十二、患者权利和义务的告知

1.患者的一般权利

保健权，即患者有权得到医疗与护理；认知权，即知情同意权，患者有权了解自己的病情、诊断、医疗措施、医疗风险等；保密权，即患者个人隐私有要求保密的权利；自主权，即自我决定权或自由选择权。

2.患者的基本权利

任何患者都享有医疗权利。患者享有的医疗权利应该是平等的。患者有权监督自身医疗权利的实现。患者的基本权利还有：获有人格受到尊重的权利，不得歧视、遗弃、侮辱等；患者有权从医师那里得到有关自己的诊断治疗和预后的最新信息；有拒绝治疗权；有获取社会支持的权利；有对医疗机构的批评建议权（无监督权）；有因医疗事故所造成损害获得赔偿的权利（包括请求鉴定权、请求调解权）。

3.患者的义务

患者在享有医疗权利的同时，应当承担的义务是：有如实陈述病情的义务；有配合医疗机构和医务人员进行一切检查治疗的义务（遵守医嘱和护嘱的义务）；有支付医疗费用及其他服务费用的义务；有尊重医务人员的劳动及人格尊严的义务；有不影响他人治疗，不将疾病传染给他人的义务；有爱护公共财物的义务；有接受强制性治疗的义务（急危患者、戒毒、传染病、精神病等）。

参考文献

［1］朱雯瑾.医学美学在医院继续医学教育中的应用［J］.中国美容医学,2019,28（5）.

［2］郎景和.医学与美学［J］.中国医学人文,2018,4（9）.

［3］夏丽云.《医学美学》课程实践教学改革的实施［J］.文化创新比较的研究,2018,2（29）.

［4］翟志芳,钟华,杨希川,等.医学美容在皮肤科临床教学中的融合与探索［J］.皮肤病与性病,2016,38（6）.

［5］郑素香.护患沟通技巧［J］.中国社区医师,2012,14（301）.

［6］陶琼,郑军.美容医学咨询与沟通在医学美容专业设置中的必要性［J］.2013,11,22（21）.

［7］王树清.文明用语、语言技巧与心理素质在护理中的作用［J］.卫生职业教育.2005,23（4）.

［8］孙昇.黄志群.潘廷将.整形美容求术者体像心理状态调查及针对性护理干预［J］.齐鲁护理杂志,2019,10（25）.

［9］舒华丹.心理护理干预对整形美容手术患者心理状态及手术满意度的作用分析［J］.心理月刊,2019,7（10）.

［10］左凌,袁琰琴,梁莹.美容整形就医者围手术期心理状态分析与护理［J］.中国美容医学,2017,8（12）.

［11］欧阳学平.医疗美容纠纷及其防范［D］.宜春学院学报.2005,27（4）.

［12］达庆东.医疗纠纷处理中若干伦理问题的思考［J］.医学与哲学,1991,11（16）.

［13］陈芳,朱天申.浅谈美容手术医疗纠纷及防范［J］.中华医学美容杂志,2000,5（73）.

［14］向雪岑.试论心理美容咨询技术［J］.中华医学美容杂志,2000,6（6）.

［15］何伦,刘函.医学美学设计概念、特点与意义［J］.中华医学美学美容杂志,2004,3（4）.

［16］范丽萍.人际沟通技巧在护理交谈中的应用［D］.新乡医学院学报,2003,1（3）.

［17］张伟芳.人际沟通中赞美的技巧［J］.新校园（上旬）,2016,11（185）.

［18］韩迎春.医患人际沟通的技巧与应用［J］.医院管理论坛,2011.11（1）.

［19］孙萍.人际沟通中的倾听技巧［J］.考试周刊,2011,19（2）.

［20］胡洁人,郭涵格.医美纠纷现状及应对策略［J］.检察风云,2019,11（1）.

［21］曾文婷.国内美容心理的研究现状及展望［J］.商,2015,2（11）.

［22］王聪敏，杨蓉娅.皮肤美容与护理［M］.北京：北京大学医学出版社，2018.

［23］罗讯，涂宏，刘美英.护理人员分层管理模式在介入室中的应用效果探讨［J］.中国当代医药，2014，21（36）.

［24］胡艳丽，魏万宏，胡文勇，等.护理人员分级管理对临床护理专业发展的作用［J］.中国护理管理，2013，13（8）.

［25］郑旭娟，刘华平.北京市三级甲等综合医院护士工作满意度影响因素的研究［J］.中华护理杂志，2010，45（3）.

［26］吴明兰.分层次管理在临床护理管理中应用的效果评价［J］.中国实用护理杂志，2011，27（15）.

［27］韩海霞，张娜.绩效管理在医院护理管理工作中的应用效果研究［J］.医院管理与教学，2017：244-245.

［28］薛梅，肖沙，易东菊.微针在皮肤科的应用［J］.中国医学美容.2019，9（1）.

［29］刘春英，王悦.手术室护理质量管理［M］.北京：中国医药科技出版社，2018.

［30］朱薇.化妆品安全监管实务［M］.北京：中国医药科技出版社，2017.

［31］刘春卉.化妆品质量安全信息指南［M］.北京：中国质检出版社，2013.

［32］李利.美容化妆品学［M］.北京：人民卫生出版社，2011.

［33］李雪飞，晏志勇.美容化妆品学［M］.北京：科学出版社，2016.

［34］蔡丽娇，张少明，方平.医学护肤品活性成分与应用［J］.海峡药学，2014，26（8）.

［35］黄姗姗，李利，何黎.医学护肤品在皮肤科的应用［J］.皮肤病与性病，2008，30（3）.

［36］蔡文智.医务人员职业安全与健康管理［M］.北京：人民卫生出版社，2015.

［37］赵美玉，黄芳艳.医护职业暴露及安全防护［M］.郑州：郑州大学出版社，2017.

［38］郎育红，李江，彭黎军.整形美容护患纠纷的常见原因分析及防范［J］.实用医药杂志，2014，31（9）.

［39］王辉，周国辉，杨凌辉.医院感染预防与控制［M］.人民军医出版社，2012.

［40］中华人民共和国原卫生部.血源性病原体职业接触防护导则［S］.2009.

［41］周秀艳.医务人员艾滋病病毒职业暴露的防护［J］.中国社区医师，2013，15（21）.

［42］中华人民共和国原卫生部.WS/T311-2009医院隔离技术规范［S］.2009.

［43］中华人民共和国原卫生部.WS/T367-2012医疗机构消毒技术规范［S］.2012.

［44］蔡跃，付晔，李琰，等.含氯消毒剂有效氯测定方法探讨［J］.中国卫生检验杂志，2009，19（12）.

［45］Alster TS, Husain Z.The role of lasers and intense pulsed light technology in dermatology［J］.Clin Cosmet Investig Dermatol, 2016, 9（1）.

［46］周展超.皮肤美容激光与光子治疗［M］.北京：人民卫生出版社，2009.

［47］何黎，刘玮，等.皮肤美容学［M］.北京：人民卫生出版社，2008.

［48］周展超.皮肤美容激光与光子治疗［M］.北京：人民卫生出版社，2014.

［49］蒋海洪.医疗器械行政许可分析：以经济学为研究视角［J］.中国卫生质量管理，2014，21（3）.

［50］韦哲.现代医疗设备与医用耗材管理手册［M］.兰州：甘肃人民出版社，2015.

［51］郑沁春.医疗设备信息管理系统探讨［J］.医疗装备，2011，8（3）.

［52］任继富.医疗设备质量控制管理［J］.质量与安全，2015，3（9）.

［53］曹德森.医疗设备风险认识及控制［J］.中国医院院长，2008年19期.

［54］戎惠珍，厉建鸣，贾高蓉，等.激光美容科门诊患者档案的建立与使用［J］.中国美容医学，2009，18（11）.

［55］高琼，喻亿玲，罗明灿，等.美容门诊病案管理［J］.中国美容医学，2015，24（5）.